C·H·Beck
PAPERBACK

Das Herz ist Motor und Taktgeber des Lebens. Solange es einwandfrei arbeitet, machen wir uns keine Gedanken. Doch sobald Störungen auftreten, wenn das Herz aus dem Rhythmus gerät oder schwach wird, treten auch die drängenden Fragen auf: Ist Herzstolpern harmlos oder gefährlich? Wie macht sich Vorhofflimmern bemerkbar? Stellt Stress ein Risiko für das Herz dar? Sind Sensoren und Apps zur Herzüberwachung zu empfehlen? Wie erkennt man einen Herzinfarkt? Gibt es Herzkrankheiten ohne Herzbeschwerden? Ist ein Stent oder ein Bypass vorzuziehen? Wie tief soll der Blutdruck gesenkt werden?

Diese und 93 weitere Fragen beantwortet Prof. Dr. med. Thomas Meinertz, einer der angesehensten Herzspezialisten Deutschlands und Vorsitzender des Vorstandes der Deutschen Herzstiftung, konkret und verständlich in diesem Buch. Darunter finden sich auch grundsätzliche Fragen, etwa «Wie funktioniert unser Herz?», oder vermeintlich spielerische wie «Kann das Herz brechen?» oder «Schlagen Frauenherzen anders?». Wer sein Herz besser kennenlernen will, Fragen zu Herzerkrankungen hat oder auch die Diagnose des behandelnden Herzspezialisten und ihre Konsequenzen besser verstehen will, wird zu diesem außergewöhnlich klaren und informativen Buch greifen.

Prof. Dr. med. Thomas Meinertz, geb. 1944, war nach Stationen an den Universitätskliniken Mainz und Freiburg und dem Krankenhaus St. Georg in Hamburg von 1994 bis 2011 Direktor am Universitätsklinikum Hamburg-Eppendorf, zuletzt als Leiter der Klinik und Poliklinik für Kardiologie und Angiologie des Universitären Herzzentrums. Seit 2010 ist er Vorstandsvorsitzender der Deutschen Herzstiftung. Prof. Meinertz ist Herausgeber zahlreicher medizinischer Lehrbücher und Verfasser von über 400 Fachpublikationen. 2011 erhielt er die Carl-Ludwig-Ehrenmedaille, die höchste Auszeichnung der Deutschen Gesellschaft für Kardiologie. Bei C.H.Beck ist von ihm erschienen: *Herzangelegenheiten. Fallgeschichten auf Leben und Tod* (2012).

Prof. Dr. med. Thomas Meinertz

Die 101 wichtigsten Fragen

Herz und Herz-erkrankungen

C.H.Beck

Mit 7 Abbildungen und 1 Tabelle

Originalausgabe

Satz: Fotosatz Amann, Memmingen
Druck und Bindung:Druckerei C.H.Beck, Nördlingen
Umschlaggestaltung: Reihenkonzept: malsyteufel, Willich
Umschlagabbildung: © shutterstock
Autorenfoto: © Andreas Rieß
Printed in Germany
ISBN 978 3 406 72665 1

www.chbeck.de

Inhalt

Behandeln ist wirksam

Vorbeugen ist wirksamer

Ein Herz und eine Seele

Vorwort

Noch vor den Tumoren sind Herzkrankheiten die häufigste Todesursache. Aber nicht nur das: Sie mindern die Lebensqualität und machen meist erhebliche Beschwerden. Wie kann man diesen Krankheiten zuvorkommen bzw. ihren Verlauf günstig beeinflussen?

Das geht nicht ohne Kenntnisse über die Funktion von Herz und Kreislauf und darüber, welche diagnostischen und therapeutischen Möglichkeiten bei Herzkrankheiten bestehen.

Informationen hierzu gibt es reichlich in der Laienpresse und im Internet, allerdings sind diese unausgewogen und widersprüchlich. Außerdem sind sie häufig nicht auf dem letzten Stand oder beziehen sich nur auf einen Teilaspekt.

Ziel dieses Buches ist es, in einer für den Laien verständlichen Form die Funktion sowie häufige Krankheiten des Herz-Kreislauf-Systems zu erklären. Diagnostische und therapeutische Möglichkeiten werden auf dem neuesten Stand des Wissens dargestellt.

Vorteil des hier gewählten Formates der Darstellung ist die Beschränkung auf das Wichtigste und die sich daraus ergebenden praktischen Konsequenzen. Die in der Kapitelüberschrift gestellten Fragen werden nicht nur diskutiert, sondern auch beantwortet. Dabei konnte ich auf meine Erfahrungen als stellvertretender Chefredakteur der Zeitschrift der Deutschen Herzstiftung *(Herz Heute)* zurückgreifen. Auch dort gilt das Prinzip, Patientenfragen sachgerecht und in verständlicher Form zu beantworten. Darüber hinaus konnte ich die Expertise des wissenschaftlichen Beirates der Deutschen Herzstiftung mit über 300 Medizinprofessoren nutzen.

Andererseits bringe ich bei der Beantwortung der 101 Fragen meine Erfahrung und persönliche Meinung mit ein. Diese mag nicht immer von allen Fachleuten geteilt werden. Anders aber als in Veröffentlichungen im Internet, in Fachzeitschriften und in der Laienpresse soll der Leser in diesem Buch unzweideutige und klare Antworten auf seine Fragen finden. An der Auswahl der Fragen kann der Leser erkennen, welche Herzthemen heutzutage aktuell sind und wie eine Herzkrankheit am besten behandelt wird.

Doch das Buch beschränkt sich nicht auf die körperlichen Herzkrankheiten. Er geht ebenso auf seelisch bedingte sowie durch die

Umwelt verursachte Herzschäden ein. Außerdem macht es deutlich, wie sehr Herzkrankheiten sich in der Philosophie, bildenden Kunst, Literatur und Musik widerspiegeln.

Mein Dank gilt zahlreichen Kollegen, die mir Ratschläge gegeben haben, den Autoren der Zeitschrift *Herz Heute* und deren Chefredakteurin Frau Dr. Irene Oswalt sowie meiner langjährigen Sekretärin Frau Annelie Bachmann.

Mein ganz besonderer Dank gilt Herrn Dr. Stefan Bollmann, Lektor des Verlages C.H.Beck, der das Manuskript kritisch und unkonventionell durchgesehen und mich auf manche Defizite aufmerksam gemacht hat.

Hamburg, im April 2018 Thomas Meinertz

Herz: Motor des Lebens

1. Wie funktioniert unser Herz? Solange das Herz einwandfrei arbeitet, machen wir uns keine Gedanken. Wir nehmen dies als selbstverständlich hin. Erst wenn Störungen auftreten oder ein Versagen droht, wird uns bewusst, dass das Funktionieren dieses Organes nicht so selbstverständlich ist, wie wir denken. Einige Beobachtungen machen uns die Funktion des Herzens klar:

- Wenn das Herz nicht mehr schlägt, bricht der Kreislauf zusammen, das Gehirn wird nicht mehr durchblutet und innerhalb von Minuten tritt der Tod ein.
- Das Herz schlägt von selbst. Wenn man es dem Tier oder Menschen entnimmt, schlägt es weiter und bestimmt selbst seinen Takt. Es muss daher über eine eigene elektrische Kommandozentrale verfügen, die die elektrischen Impulse bildet und weiter an den Herzmuskel abgibt.
- Schaltet man die elektrische Kommandozentrale aus, kann das Herz trotzdem weiterschlagen, wenn es elektrisch durch Stromimpulse dazu angeregt wird. Mit anderen Worten: Der Herzmuskel verfügt über eine ihm eigene Fähigkeit, sich zusammenzuziehen und nachfolgend zu erschlaffen.

Wie aber arbeitet das Herz? Es arbeitet wie eine Druck-Saug-Pumpe. Während der Druckphase wirft es das Blut in die Körperschlagader aus, während der Saugphase füllt es sich mit Blut aus den Herzvorhöfen. Das rechte und das linke Herz arbeiten parallel. Das rechte Herz wirft das Blut in die Lungenstrombahn aus, das linke gleichzeitig sein Blut in die Körperschlagader. Somit arbeitet das Herz ganz ähnlich wie ein Automotor, die Zündung erfolgt durch die elektrische Kommandozentrale, sie bestimmt den Takt des Herzens, die eigentliche Arbeit leistet der Herzmuskel mit seinem Zusammenziehen und Erschlaffen.

Um die Flussrichtung des Blutes im Herzen zu steuern, befinden sich zwischen Herzvorhöfen und Herzkammern sowie zwischen Herzkammern und abgehenden großen Gefäßen Herzklappen. Sie lenken den Blutfluss in die gewünschte Richtung und verhindern wie Schleusentore seinen Rückstrom in die unerwünschte Richtung.

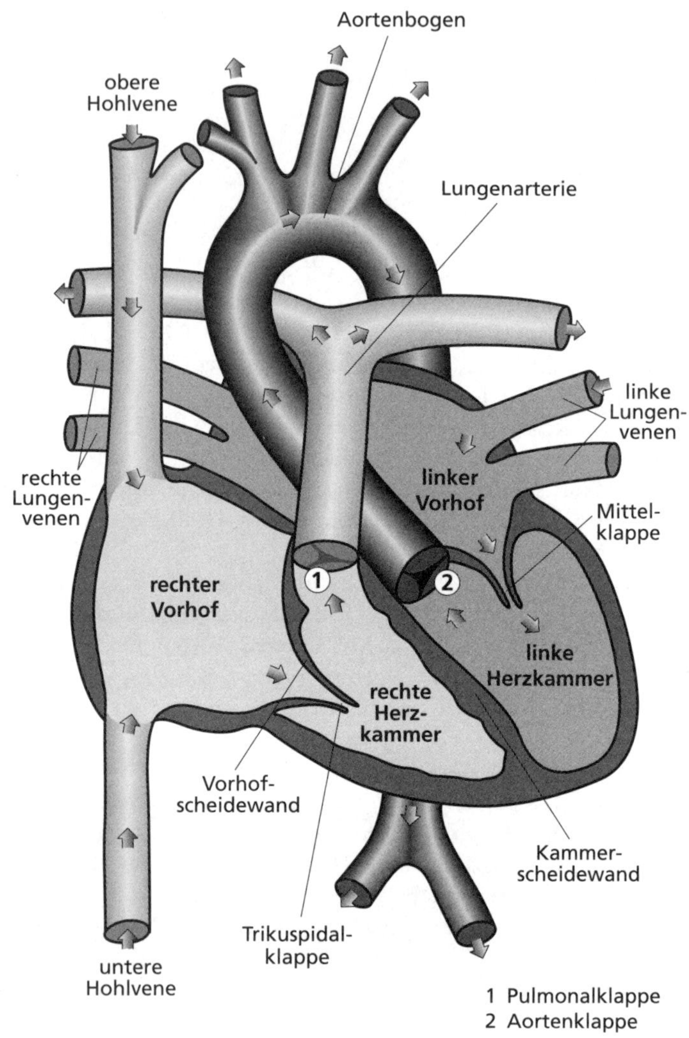

Abbildung 1: Schema des Herzens

Versorgt wird der Herzmuskel durch die Herzkranzgefäße. Diese entspringen unmittelbar oberhalb der Aortenklappe aus der großen Körperschlagader, teilen sich in ein weitverzweigtes Netzwerk und versorgen den Herzmuskel mit Sauerstoff und Nährstoffen.

Dieser kleine Motor ist ein Pumpwerk von unglaublicher Ausdauer und Präzision. Bei etwa 100 000 Herzschlägen pumpt er mehr als 7000 Liter Blut pro Tag. Im Laufe eines Lebens sind das über 200 Millionen Liter Blut.

2. Woher nimmt das Herz seine Kraft? Was gibt unserem Herzen die Kraft, sich über 100 000 Mal pro Tag zusammenzuziehen und zu erschlaffen und tonnenweise Blut in den Körper zu pumpen? Die elektrischen Impulse werden vom Reizleitungssystem auf die Herzmuskelzellen übertragen. Diese sind in der Lage, ihre elektrische Erregung von Zelle zu Zelle und schließlich auf den ganzen Herzmuskel weiterzuleiten. Damit hören alle Herzmuskelzellen auf ein Kommando.

Das Zusammenziehen erfolgt durch fadenförmige Eiweißmoleküle, die in Längsrichtung und zueinander parallel in den Herzmuskelzellen angeordnet sind. Immer wenn sich eine Herzmuskelzelle zusammenzieht, schieben sich die Eiweißfäden wie Teleskope ineinander. Dies führt zur Verkürzung der Herzmuskelzelle und damit zu einem Zusammenziehen des Herzmuskels. Beim Erschlaffen passiert genau das Umgekehrte: Die Eiweißfäden gleiten in ihre Ausgangslage zurück.

Die hierzu notwendige Energie wird in den Herzmuskelzellen als chemische Energie in Form energiereicher Phosphate (hauptsächlich Adenosintriphosphat ATP) gespeichert. Beim Ineinandergleiten der Eiweißfäden werden ATP und Sauerstoff verbraucht. ATP muss ständig erneut aufgebaut werden. Hierzu müssen Sauerstoff und Nährstoffe fortlaufend über das Transportsystem Blut zur Verfügung gestellt werden.

Der Vermittler zwischen dem elektrischen Prozess an der Zelloberfläche (Erregung der Herzmuskelzellen) und der Auslösung des Zusammenziehens der Herzmuskelzelle ist das zweiwertige Kalzium-Ion. Dieses ist in geringen Mengen im Inneren der Herzmuskelzelle vorhanden. Kommt es zur elektrischen Erregung der Zelle, strömt Kalzium in die Herzmuskelzelle ein und wird aus intrazellulären Speichern freigesetzt. Die Kalziumkonzentration steigt um das etwa

Hundertfache. Dieser Anstieg löst das Zusammenziehen der Eiweißfäden und damit die Kontraktion der Herzmuskelzelle aus. Die Erschlaffung erfolgt dadurch, dass Kalzium erneut in intrazelluläre Speicher (sarkoplasmatisches Retikulum) aufgenommen wird.

Die häufigste Ursache für ein Versagen des Herzens ist der Mangel an ATP als Energielieferant. Hierzu kommt es etwa beim Herzinfarkt, wenn infolge der Verstopfung des Herzkranzgefäßes mit einem Blutgerinnsel kein sauerstoffreiches Blut und keine Nährstoffe zu den Herzmuskelzellen gelangen. Ohne genügend Sauerstoff kann ATP nicht ausreichend gebildet werden, hierdurch erfolgt der Zusammenbruch des normalen Kontraktionsablaufes mit Zusammenziehen und Erschlaffen des Herzmuskels.

3. Wie treibt das Herz das Blut in den Kreislauf? Alle Anstrengungen des Herzens wären sinnlos, würde es nicht über den Kreislauf alle Organe mit Sauerstoff und Nährstoffen versorgen und die Abfallprodukte abtransportieren. Nur wenn dieser Transportvorgang funktioniert, können wir überleben.

Um Anatomie und Funktion des Kreislaufs zu verdeutlichen, setzen wir uns gedanklich auf ein rotes Blutkörperchen und schwimmen mit dem Blutstrom.

In der unteren Hohlvene steigen wir zu. Das Blut fließt hier langsam in Richtung Herz. Wir gelangen in den rechten Vorhof, in dem das Blut der unteren und oberen Hohlvene zusammenfließt. Über die Trikuspidalklappe erreichen wir die rechte Herzkammer und werden von dieser in die Lungenarterie ausgeworfen. Diese verzweigt sich in die beiden Lungenarterien und schließlich in kleinere Gefäße. Wir bewegen uns deutlich schneller als in der unteren Hohlvene und gelangen in immer dünnere Röhren und schließlich bis in feinste Haargefäße. Durch die muss sich unser Gastgeber förmlich hindurchzwängen. Beim direkten Kontakt mit der jetzt hauchdünnen Gefäßwand wird Kohlendioxyd als Abfallgas abgegeben und frischer Sauerstoff aufgenommen. Das bis dahin dunkelrote Blut wird deutlich hellrot. Mit dem «frischen Blut» gelangen wir in die immer weiter werdenden Lungenvenen und so schließlich im langsamen Blutstrom in den linken Herzvorhof. Von jetzt an geht alles rasend schnell.

Über die Mitralklappe werden wir – unser Gastgeber mit uns – in die linke Herzkammer gesaugt. Durch sanften Druck hilft der Herz-

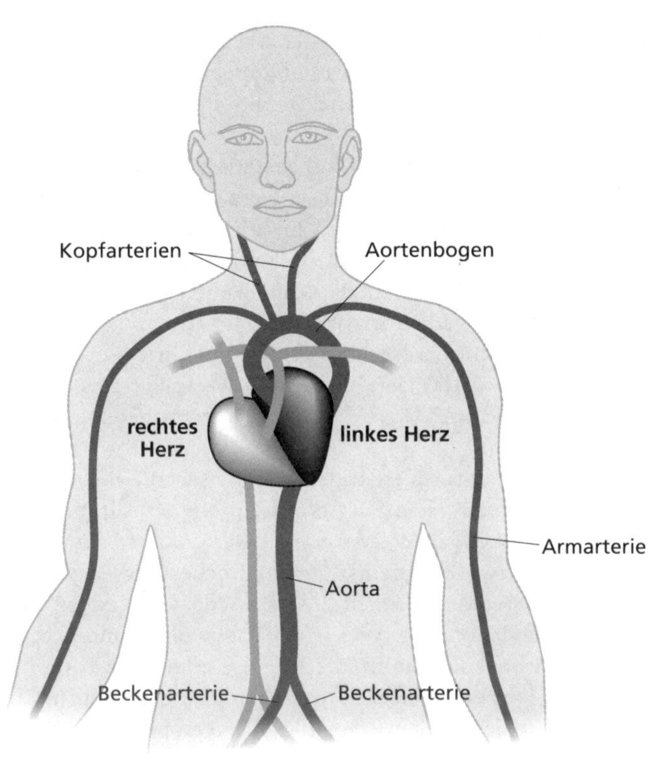

Abbildung 2: Großer Körperkreislauf

vorhof nach. Jetzt ziehen sich die Wände der muskelstarken linken Herzkammer mit großer Kraft zusammen und werfen uns durch die Aortenklappe mit hohem Druck und starker Beschleunigung in die Körperschlagader aus. Wir rasen an den Abgängen großer Gefäße vorbei, bis wir schließlich wie von selbst in einem großen abzweigenden Gefäß landen. Hier erleben wir Ähnliches wie im Lungenkreislauf. Die Gefäße verzweigen sich und werden zunehmend enger, bis sie schließlich so eng werden, dass sich unser Gastgeber geradezu durchzwängen muss. In diesen Haargefäßen (Kapillaren) wird der Sauerstoff an das Gewebe abgegeben und Kohlendioxyd und andere

Abfallprodukte des Gewebestoffwechsels aufgenommen. Nach Passage der Kapillaren gelangen wir in zunehmend weite Venen und schließlich in die große Hohlvene. Damit schließt sich der Kreislauf.

4. Wie werden Herz und Kreislauf gesteuert? Wenn wir aufgeregt oder angespannt sind, schlägt unser Herz schneller und kraftvoller, wenn wir uns entspannen, hingegen langsamer und weniger stark. Diese Vorgänge laufen auch dann ab, wenn wir gar nicht daran denken. Unser Herz schlägt ebenfalls schneller, wenn wir uns körperlich belasten, und kräftiger, wenn wir sportlich aktiv sind.

Steuert das Gehirn diese Abläufe? Wenn ja, wie gibt das Gehirn seine Weisungen an das Herz? Findet ein Wechselgespräch zwischen beiden Organen statt? Diese Fragen kann man heutzutage beantworten.

In der Tat gibt es ein Wechselgespräch zwischen Gehirn und Herz. Nur so kann sich das Herz den Anforderungen des Alltags anpassen. Zwischen beiden Organen verlaufen die Nervenfasern des sogenannten vegetativen Nervensystems (unwillkürliches Nervensystem), das ist das Nervensystem, das nicht unserem Willen unterworfen ist. Sie leiten von sogenannten Nervenkernen, das sind Ansammlungen von Nervenzellen im Hirnstamm, die Impulse zum Herzen und leiten ebenso vom Herzen Informationen zurück an das Gehirn. Zusätzlich veranlasst das Gehirn ebenfalls über Verbindungen des sogenannten vegetativen Nervensystems die Freisetzung von Hormonen (die Antreiberhormone Adrenalin und Noradrenalin) aus dem Nebennierenmark in das Blut, ebenfalls, um gesteigerte Anforderungen an das Herz zu ermöglichen.

Die Nervenkerne im Stamm des Gehirns stehen mit der Großhirnrinde – als dem Ort des Denkens und Fühlens – in Verbindung. Auf diese Weise können Gedanken und Gefühle auf die Tätigkeit des Herzens – ohne dass wir uns dessen bewusst sind – einwirken.

Andererseits können auch Veränderungen des Herzschlages (z. B. Rhythmusstörungen) auf diesem Wege in umgekehrter Richtung Gedanken und Gefühle beeinflussen. Diese Verbindung von Herz und Gehirn betrifft auch die Gefäße. Über das vegetative Nervensystem werden die Gefäße verengt oder erweitert.

Zwischen Herz und Gehirn verlaufen zusätzlich Nervenbahnen, die Schmerzen, die im Herzen entstehen, zum Gehirn leiten und dort zur Schmerzempfindung führen. Diese Schmerzreize entstehen in der Wand der großen Gefäße, die das Herz mit Blut versorgen, und im Herzbeutel. Auslöser dieser Schmerzreize ist hauptsächlich die Durchblutungsstörung des Herzmuskels, es sind aber auch die Entzündung oder Reizung des Herzbeutels. Die Muskulatur des Herzens selbst verfügt, soweit bekannt, über keine Schmerzempfindung.

5. Was tun, wenn das Herz stillsteht? Unser Leben ist vom Funktionieren unseres Herzens abhängig. Hört es auf zu schlagen, werden wir nach etwa 15 Sekunden bewusstlos und sterben innerhalb von 10 bis 15 Minuten. Todesursache ist eine dauerhafte Schädigung des Gehirns.

Wodurch kommt es zum Herzstillstand? In der Regel durch Kammerflimmern. Das flimmernde Herz transportiert das Blut nicht mehr und produziert keinen Pulsschlag. Kammerflimmern entsteht am häufigsten infolge einer Durchblutungsstörung des Herzmuskels oder durch eine andere schwerwiegende Herzkrankheit.

Durch eine effektive Herzmassage wird die Funktion des Herzens für eine Zeit ersetzt und so die Durchblutung des Gehirns gesichert.

Über Jahrzehnte war man der Meinung, dass zur Wiederbelebung neben einer Herzmassage auch eine Atemspende gehört. Gerade die Beatmung machte die Reanimation für viele Helfer zum Problem. Heute weiß man es besser: Die Herzmassage allein ist völlig ausreichend, um einen Patienten erfolgreich wiederzubeleben. Eine Beatmung ist nicht notwendig, da das Blut noch für 10 bis 12 Minuten genügend Sauerstoff enthält. Erst bei einer länger dauernden Wiederbelebung (>12 min.) bedarf der Patient zusätzlich einer Beatmung. Da zumindest in den Städten in Deutschland der Notarztwagen rasch am Ort des Herzstillstandes ist, ist eine Beatmung in der Regel nicht notwendig.

Für die kardiopulmonale Reanimation gelten folgende Regeln:

- Prüfung, ob eine kardiopulmonale Reanimation notwendig ist.
- Wenn ja, Beginn der Reanimation mit Herzmassage.
- Telefonnummer 112 benachrichtigen bzw. eine Benachrichtigung veranlassen.
- Herzmassage mit einer Frequenz von etwa 100/min. und 5 bis 6 cm tiefen Kompressionen in der Mitte des Brustbeins. Die Patienten sollten mit freiem Brustkorb auf harter Unterlage liegen.

Wie lange muss man die Herzmassage durchführen? So lange, bis der normale Herzrhythmus durch eine Defibrillation (Elektroschock) wiederhergestellt ist. Beim Elektroschock handelt es sich um einen hochenergetischen Stromimpuls, der über Elektroden auf der Brustwand abgegeben wird und die krankhafte elektrische Aktivität des Herzens beendet. Durch die Herzmassage selbst wird der normale Herzrhythmus nicht wiederhergestellt. Das Kammerflimmern geht trotz Herzmassage weiter. Die Herzmassage sorgt lediglich für die ausreichende Durchblutung des Gehirns. Die übrigen Organe des Körpers vertragen eine Minderdurchblutung. Der normale Rhythmus wird durch einen Elektroschock wiederhergestellt. Dieser Elektroschock kann auch von Rettungssanitätern und von Laien abgegeben werden. Wenn verfügbar, sollte ein automatischer externer Defibrillator eingesetzt werden. Die Herzmassage darf nur kurz für die Abgabe des Defibrillationsschocks unterbrochen werden.

In jedem Jahr sterben allein in Deutschland etwa 100 000 Menschen an einem Herzstillstand mit Kammerflimmern. Mindestens 20 bis 30 % dieser Menschen könnten durch eine rechtzeitige Wiederbelebung mit Herzmassage gerettet werden. In einigen Ländern (Skandinavien) wird dieses Ziel erreicht. In Deutschland bei weitem nicht. Warum? In Deutschland ist die Unterweisung in der Wiederbelebung völlig unzureichend. Es ist dringlich, dass in Schulen die einfachen Maßnahmen der Wiederbelebung gelehrt werden.

6. Schlagen Frauenherzen anders? Warum sollten sie? So gibt es in der Mechanik – Zusammenziehen und Erschlaffen des Herzmuskels – und in der Elektrik – Erregungsleitung und Erregungsbildung – sowie im Stoffwechsel des Herzens keine augenfälligen Unterschiede zwischen Mann und Frau. Entsprechend können Frauen ohne weiteres nach einer Herztransplantation mit dem Herzen eines Mannes und Männer mit dem Herzen einer Frau leben.

Und doch: Es gibt Unterschiede nicht nur in der Anatomie und Physiologie, sondern auch auf zellulärer und molekularer Ebene. Wie könnte man sonst erklären, dass bestimmte Herzerkrankungen bei Frauen häufiger vorkommen, dass Frauen und Männer bei der gleichen Erkrankung unterschiedliche Symptome haben und auf eine Behandlung unterschiedlich ansprechen.

Um dem Thema gerecht zu werden, muss man nicht nur biologische, sondern auch psychologische und soziokulturelle Aspekte berücksichtigen. Betrachten wir zunächst die biologischen Unterschiede:

Frauen haben andere Geschlechtsorgane, können schwanger werden und haben einen anderen Hormonhaushalt. So gibt es Herzkrankheiten, die nur im Verlauf der Schwangerschaft vorkommen. Frauen können während der Schwangerschaft einen schweren Bluthochdruck entwickeln. Selten, aber lebensbedrohlich kann es in der späten Schwangerschaft oder nach der Geburt zu einer Herzmuskelerkrankung mit Herzschwäche und Flüssigkeitseinlagerung in den Körper (sogenannte Schwangerschaftskardiomyopathie) kommen. Bei beiden Krankheiten spielt der während der Schwangerschaft veränderte Hormonhaushalt ursächlich eine Rolle.

Der weibliche Hormonstatus erklärt auch, weshalb Herzerkrankungen bei Frauen anders verlaufen als bei Männern.

Es ist allgemein bekannt, dass Frauen bis zur Menopause deutlich seltener einen Herzinfarkt erleiden, nach der Menopause dagegen häufiger als Männer. Ebenso sollte heutzutage Allgemeinwissen sein, dass Frauen andere und weniger charakteristische Beschwerden bei einem Herzinfarkt haben als Männer. Ebenfalls mit dem Hormonhaushalt hängen zwei weitere Krankheitsbilder zusammen, die bei Frauen deutlich häufiger vorkommen als bei Männern: die sogenannte Mikrovaskularangina (Einengung der kleinen Herzkranzgefäße unter Stress oder Kälteeinwirkung) und das sogenannte Raynaud-Phänomen (Absterben der Finger bzw. Hände bei Einwirkung von Kälte). Auch die stressbedingte Kardiomyopathie (Tako-Tsubo-Kardiomyopathie) findet sich bei Frauen deutlich häufiger als bei Männern. Kardiomyopathien sind Erkrankungen des Herzmuskels.

Nicht ohne weiteres durch den Hormonhaushalt erklärbar ist, dass die meisten kardiovaskulären Erkrankungen bei Frauen ungünstiger verlaufen als bei Männern. Die Fakten sind bekannt, haben aber bislang erstaunlich wenig öffentliche Aufmerksamkeit gefunden:

- Eine Herzdiagnostik wird bei Frauen seltener durchgeführt.
- Frauen erhalten weniger Herzmedikamente und seltener Herzoperationen und Interventionen (z. B. Stents).
- Die Diagnostik und Therapie von Herzkrankheiten ist bei Frauen komplikationsreicher, die Ergebnisse der Therapie sind weniger erfolgreich.
- Ganz allgemein ist der Verlauf der meisten Herzkrankheiten bei Frauen ungünstiger als bei Männern.

7. Kann das Herz brechen? Unter den menschlichen Organen nimmt das Herz eine Sonderstellung ein. Wie in keinem anderen Organ spiegeln sich im Herzen Anspannung, Freude, Trauer und Niedergeschlagenheit körperlich wider. Der Patient kann die Veränderungen des eigenen Herzens geradezu spüren.

Und noch eine zweite Beobachtung erklärt die besondere Stellung des Herzens: Es ist mit Leben und Tod so unmittelbar verbunden wie kein anderes Organ. Auch für den Laien ist es evident: Herzaktivität bedeutet Leben, Herzstillstand oder Herzversagen Tod.

Es sind diese beiden Besonderheiten, die die Faszination des Menschen am Herz begründet haben und weniger die unglaubliche Leistungsfähigkeit dieser Druck-Saug-Pumpe Noch bis in die Neuzeit hinein war diese Leistungsfähigkeit weder bekannt noch messbar.

Neben der medizinisch-naturwissenschaftlichen Dimension schwingt beim Herzen immer auch eine psychologisch-poetische mit. Dass beide mehr miteinander zu tun haben könnten, als medizinischer Sachverstand oftmals vermutet, ist bereits Skakespeare aufgegangen. In der Tragödie *König Lear* macht er deutlich, wie notwendig es ist, seine Schmerzen zu artikulieren:

«Gib Worte deinem Schmerz, Gram, der nicht spricht, presst das belastete Herz, bis dass es bricht.»

Am Ende der Tragödie darf Lears Herz endlich brechen. Der Herzog von Kent, der die Agonie Lears miterleben muss, fleht die erlösende Ruptur des Herzens herbei:

«Break, heart, I prithee, break! – Herz, ich bitt dich, brich.»

Jeder denkt, wenn von einem gebrochenen Herzen die Rede ist, zunächst an das im übertragenen Sinne gebrochene Organ. Mittlerweile steht dieser metaphorischen Redeweise vom gebrochenen Herzen aber dank moderner wissenschaftlicher Erkenntnisse auch eine handfeste medizinische gegenüber. Das Herz als Druck-Muskel-Pumpe kann zwar nicht brechen – wie ein Knochen –, aber doch zu Bruch gehen.

Heute versteht man unter einem gebrochenen Herzen im naturwissenschaftlichen Sinn eine besondere Form des akuten Herzversagens, die tierexperimentell schon seit Jahrzehnten bekannt ist. Durch übermäßigen Stress und durch übermäßige Zufuhr von Stresshormonen lässt sich bei einigen Tierspezies ein akutes Herzversagen herbeiführen. In den 1990er Jahren wurde in verschiedenen Ländern erstmals ein merkwürdiges Krankheitsbild bei Menschen beschrieben, das mit dem tierexperimentellen Krankheitsbild große Ähnlichkeit hatte.

Heute ist dieses Krankheit in aller Munde und es gibt keinen Kardiologen, der sie noch nicht beobachtet hat. Das Krankheitsbild heißt Tako-Tsubo-Syndrom oder Stress-Kardiomyopathie (→ Frage 39).

Herz: Taktgeber des Lebens

8. Welcher Herzschlag ist normal? Nach Lehrbuchmeinung ist eine Herzschlagfolge zwischen 60 und 100/min. normal. Sie wird auch als Sinusrhythmus bezeichnet – nach dem Sinusknoten, dem primären elektrischen Taktgeber des Herzen. Er liegt im rechten Vorhof an der Einmündung der oberen Hohlvene und steuert die elektrische Impulsbildung des Herzens. Liegt die Herzschlagfolge unter 60/min., muss das durchaus nicht krankhaft sein. Häufig haben Leistungssportler, alte Menschen und solche, die mit sogenannten Betablockern behandelt werden, eine Herzschlagfolge unter 60/min. Eine Herzschlagfolge von mehr als 100/min. nennt man Tachykardie. Sie ist ganz normal in Situationen körperlicher und seelischer Belastung und bei bestimmten Krankheiten wie der Schilddrüsenüberfunktion.

Klinisch wichtig ist, ob der zu schnelle oder der zu langsame Herzschlag (Bradykardie) Beschwerden auslöst oder nicht. Normalerweise ist dies beim langsamen Herzschlag nur dann der Fall, wenn die Herzfrequenz unter 40/min. geht. Eine raschere Herzschlagfolge als 100/min. wird dagegen von den meisten Patienten als unangenehm empfunden, aber ohne Probleme toleriert.

Bei einem zu schnellen Herzschlag muss die Frage beantwortet werden, ob ein normaler Herzrhythmus vorliegt (Sinustachykardie) oder ob eine Rhythmusstörung zugrunde liegt. Am häufigsten handelt es sich um Vorhofflimmern mit rascher Überleitung auf die Herzkammern, seltener Tachykardien aus den Herzvorhöfen oder dem AV-Knoten. Diese treten anfallsweise auf.

Besteht ein nicht ohne weiteres erklärbarer langsamer Herzschlag oder ein rascher Herzschlag, muss dies diagnostisch abgeklärt werden. Es müssen folgende Fragen beantwortet werden:

- Liegt eine Herzrhythmusstörung vor?
- Besteht eine Herzkrankheit?
- Geht von den Herzrhythmusstörungen Gefahr für den Patienten aus?

Die meisten Herzrhythmusstörungen sind ebenso wie der langsame oder zu schnelle Herzschlag harmlos und beeinträchtigen die Lebenserwartung nicht. Die Lebensqualität kann allerdings durchaus beeinträchtigt sein. Andere Herzrhythmusstörungen sind problematisch und potentiell Warnzeichen eines plötzlichen Herztodes.

9. Ist Herzstolpern harmlos oder gefährlich? Herzrhythmusstörungen werden vom Patienten häufig als Herzstolpern oder als «Stottern» des Herzens empfunden. Dabei ist die Empfindlichkeit der Patienten, Unregelmäßigkeiten des Herzens zu spüren, außerordentlich unterschiedlich. Einige Patienten empfinden im Grunde jede auch noch so kurz dauernde Herzrhythmusstörung, andere bemerken sie überhaupt nicht. Zwischen der «Gefährlichkeit» und den Beschwerden besteht keine Beziehung. Ernsthafte Herzrhythmusstörungen werden vom Patienten häufig gar nicht wahrgenommen.

Die beiden wichtigsten Fragen, die es zu beantworten gilt, sind:

- Welche Herzrhythmusstörung liegt dem Herzstolpern zugrunde?
- Gibt es Anhaltspunkte für eine Herzkrankheit?

Welche Herzrhythmusstörung vorliegt, lässt sich in der Regel im EKG und Langzeit-EKG feststellen. Bei selten auftretenden Herzrhythmusstörungen hilft die Tele-EKG-Ableitung und die Übertragung des EKGs per Telefon durch den Patienten. In seltenen Einzelfällen kann die Herzrhythmusstörung nur über einen implantierten Eventrecorder erfasst werden. Dies ist besonders dann relevant, wenn die Herzrhythmusstörung vermutlich Ursache von Anfällen von Bewusstlosigkeit ist.

Ob eine Herzkrankheit oder eine andere für die Herzrhythmusstörung verantwortliche Krankheit vorliegt, lässt sich relativ einfach diagnostizieren.

Schwieriger zu beurteilen ist, ob und welche Gefahr von den Herzrhythmusstörungen ausgeht. Hierfür spielt nicht nur der Typ der Herzrhythmusstörung, sondern auch die zugrunde liegende Herzkrankheit eine Rolle. Selten treten Rhythmusstörungen auf, von denen Gefahr ausgeht, obwohl eine Herzkrankheit offensichtlich nicht vorliegt.

Nach formalen Gesichtspunkten lassen sich die Rhythmusstörungen bezüglich ihrer prognostischen Wertigkeit in drei Gruppen klassifizieren:

- Mit Abstand am häufigsten sind gutartige Herzrhythmusstörun-

gen, die nur behandelt werden müssen, wenn sie erhebliche Beschwerden verursachen.
- Nicht so selten finden sich «potentiell bösartige» Herzrhythmusstörungen, die meistens bei Herzerkrankungen vorkommen und im seltenen Einzelfall Ursache eines plötzlichen Herztodes sein können.
- Zum Glück selten sind hingegen bösartige Herzrhythmusstörungen, von denen bekannt ist, dass sie Vorläufer des plötzlichen Herztodes sind.

«Potentiell bösartige» Herzrhythmusstörungen stellen das größte Problem dar. Sie müssen im Einzelfall behandelt werden, wenn der Nutzen der Therapie deutlich größer ist als mögliche Schäden. Bösartige Herzrhythmusstörungen dagegen müssen in jedem Fall behandelt werden, um einen plötzlichen Herztod zu verhindern.

10. Welche Herzrhythmusstörungen sind gefährlich? Die Mehrzahl der Rhythmusstörungen ist nicht gefährlich. Gefährliche, im Sinne von lebensbedrohlichen Rhythmusstörungen, sind die anhaltende Kammertachykardie und Kammerflimmern. Subjektiv bemerkt der Patient die anhaltende Kammertachykardie in der Regel als Herzrasen. Dies tritt plötzlich ein. Dann beträgt die Herzschlagfolge zwischen 160 und 220/min. statt 60 bis 80/min. Es kommt zu einem Abfall des Blutdrucks und dadurch zu einer Minderdurchblutung des Gehirns, Schweißausbruch, Engegefühl in der Brust sowie Luftnot und Todesangst. Die rasche Kammertachykardie geht häufig in Kammerflimmern über. Dann bricht der Kreislauf komplett zusammen. Es gelangt kein Blut mehr in den Körper, auch nicht in das Gehirn. Wir sprechen von einem Herz-Kreislauf-Stillstand.

Einer Kammertachykardie und Kammerflimmern können Extraschläge als Warnzeichen vorausgehen. Meist werden diese nicht vom Patienten bemerkt. Kammerflimmern und anhaltende Kammertachykardie können jedoch auch ohne vorangehende Arrhythmien auftreten. Dies findet man besonders häufig bei Patienten mit einer schweren Durchblutungsstörung des Herzmuskels (Herzinfarkt). So ist Kammerflimmern die häufigste Todesursache bei akutem Herzinfarkt.

Besonders gefährdet durch anhaltende Kammertachykardie und

Kammerflimmern sind Patienten mit einer schwerwiegenden Herzkrankheit. Daraus ergibt sich, dass man bei Patienten mit Extraschlägen im EKG – ob subjektiv bemerkt oder nicht – zunächst danach fahnden muss, ob eine schwerwiegende Herzkrankheit vorliegt. Ist dies nicht der Fall, ist es extrem unwahrscheinlich, dass die Extraschläge des Patienten Warnzeichen gefährlicher Herzrhythmusstörungen sind.

In aller Regel sieht man den Extrasystolen nicht an, ob sie gefährlich sind oder nicht. Es gibt allerdings Extrasystolen, die Vorläufer einer bösartigen Rhythmusstörung sind. Meistens treten sie in Salven oder Ketten auf. Dann muss man eine Therapie einleiten, um damit einen plötzlichen Herztod zu verhindern.

Fazit: Die meisten Herzrhythmusstörungen sind nicht gefährlich. In jedem Fall ist eine Abklärung notwendig. Diese Abklärung schließt die Diagnostik des Herzens insgesamt ein.

11. Wer ist durch einen plötzlichen Herztod gefährdet? Der plötzliche Herztod zählt zu den häufigsten Todesursachen. So sterben etwa 25 % aller Patienten mit Herzkrankheiten plötzlich und unerwartet. Unmittelbare Todesursache ist Kammerflimmern, d. h. die völlig ungeordnete elektrische Aktivität des Herzens, bei der das Herz kein Blut mehr auswirft.

Kammerflimmern kann schlagartig aus dem normalen Herzrhythmus auftreten oder aus einer vorangehenden anhaltenden Kammertachykardie entstehen. Diese Rhythmusstörung hat ihren Ursprung in den Herzkammern, meist liegt eine schwerwiegende Herzkrankheit zugrunde. Schlagartig kommt es zum Herzrasen, das im Einzelfall auch schlagartig wieder stoppen kann.

Durch einen plötzlichen Herztod gefährdet sind in der Regel Patienten mit einer schwerwiegenden Herzkrankheit, die vorher gar nicht bekannt sein musste. Mit Abstand am häufigsten sind es Männer jenseits des 50. und Frauen jenseits des 60. Lebensjahres mit einer bis dahin nicht bekannten koronaren Herzkrankheit, das heißt Durchblutungsstörung des Herzens aufgrund von Einengungen der Herzkranzgefäße. Am häufigsten kommt es bei diesen Personen zu Kammerflimmern, wenn eine akute Durchblutungsstörung des Herzmuskels eintritt, zum Beispiel ein Herzinfarkt.

Insbesondere im höheren Lebensalter kann der plötzliche Herztod auch Folge einer chronischen Herzschwäche sein. Diese Herzschwäche (Herzinsuffizienz) ist meist Folge einer koronaren Herzkrankheit mit mehrfach vorangegangenen Herzinfarkten. Sie kann aber auch im fortgeschrittenen Stadium von Herzmuskelerkrankungen (Kardiomyopathien) oder einer Herzklappenerkrankung auftreten. Letztlich kann der plötzliche Herztod im fortgeschrittenen Stadium jeder Herzkrankheit das Leben unvorhersehbar beenden.

Bei jungen Menschen sind andere Ursachen für den plötzlichen Herztod verantwortlich: Rhythmusstörungen bei Ionenkanalerkrankung, Virusentzündung des Herzmuskels, meist angeborene Kardiomyopathien oder andere angeborene Herzanomalien. Häufig sind diese Erkrankungen nicht vorbekannt. Der plötzliche Herztod ist gewissermaßen die erstmalige Erscheinung dieser Krankheit. Nicht selten tritt der plötzliche Herztod bei diesen jüngeren Patienten unter starken körperlichen Belastungen auf.

Stirbt ein junger Mensch plötzlich und unerwartet, ist auch zum Schutz der Nachkommen und der Familie eine Obduktion dringend empfohlen. Nur so kann die Ursache des plötzlichen Herztodes herausgefunden werden. Zusätzlich notwendig sind toxikologische Untersuchungen des Blutes und bei Verdacht auf eine Ionenkanalerkrankung eine genetische Untersuchung. Nur wenn diese Untersuchungen durchgeführt werden, kann geklärt werden, ob für die weiteren Familienmitglieder eine Gefahr besteht.

12. Wie macht sich Vorhofflimmern bemerkbar? Der erste Anfall wird häufig als dramatisch empfunden und führt nicht selten zur Notaufnahme in einer Klinik. Symptome sind plötzlich einsetzendes Herzstolpern, Herzschlag bis zum Hals, Druckgefühl im Brustkorb, Atemnot, Angstgefühl und Schweißausbruch. Viele Patienten glauben, «die letzte Stunde sei gekommen». Für die meisten Patienten bleiben auch nach Stellung der Diagnose die Anfälle subjektiv belastend. Andere Patienten, vor allem im höheren Lebensalter, tolerieren Vorhofflimmeranfälle subjektiv gut, nicht wenige merken sie überhaupt nicht. Gleiches gilt für den Eintritt von anhaltendem Vorhofflimmern. Dieses wird häufig erst durch die eingeschränkte körperliche Leistungsfähigkeit und Atemnot beim Treppensteigen bemerkt.

Vorhofflimmern wird im hohen Lebensalter häufig per Zufall im EKG entdeckt. Die Kammerfrequenz der Patienten ist in der Regel normal. Der Patient ist erstaunt über die Feststellung einer Herzrhythmusstörung. Zu bedenken ist, dass zwischen dem 70. und

80. Lebensjahr etwa 10 % aller Menschen Vorhofflimmern haben – auch solche, bei denen keine Herzkrankheit besteht.

Leider wird Vorhofflimmern bei älteren Patienten häufig erst dann diagnostiziert, wenn ein akuter Schlaganfall eingetreten ist. Unter diesen Umständen ist es durch Vorhofflimmern zu einer Gerinnselbildung im linken Vorhofohr gekommen. Dieses Gerinnsel kann in den Gehirnkreislauf verschleppt werden und einen meistens massiven Schlaganfall hervorrufen.

Ältere Personen haben ein erhöhtes Risiko, bei Vorhofflimmern einen Schlaganfall zu erleiden. Durch eine rechtzeitige gerinnungshemmende Therapie kann man das Risiko für einen Schlaganfall um 70 bis 80 % senken. Man muss also bei älteren Patienten systematisch nach dem Vorliegen von Vorhofflimmern fanden.

Doch auch bei jüngeren Patienten sollte man das Vorliegen dieser Rhythmusstörung nach Möglichkeit diagnostizieren. Wie man aus Erfahrung weiß, ist Vorhofflimmern eine im Prinzip fortschreitende Herzrhythmusstörung, bei der sich mit zunehmender Anfallsdauer und Häufigkeit anhaltendes Vorhofflimmern entwickelt. Die Chance, Vorhofflimmern zu beseitigen und dauerhaft einen stabilen Sinusrhythmus zu erreichen, ist dann am besten, wenn man die Rhythmusstörung frühzeitig entdeckt. Sollte der Kardiologe sich entscheiden, anhaltendes Vorhofflimmern bestehen zu lassen, da eine rhythmuserhaltende Therapie nicht erfolgreich war oder vom Patienten nicht toleriert wird, muss er – neben der Gerinnungshemmung – darauf achten, dass die Kammerfrequenz in einem akzeptablen Bereich liegt – am besten zwischen 70 und 90/min. in Ruhe. Dafür bedarf es bei jüngeren Patienten so gut wie immer einer Therapie.

Patienten mit Vorhofflimmern – auch solche, die keine Beschwerden haben – muss man schon deshalb erkennen, um Schlaganfällen vorzubeugen.

Obwohl Vorhofflimmern zahlreiche Beschwerden verursacht, ist es als Rhythmusstörung selbst nicht gefährlich, das heißt, durch Vorhofflimmern kann, und danach fragen viele Patienten, normalerweise kein tödliches Kammerflimmern ausgelöst werden.

13. Was nutzen Medikamente bei Vorhofflimmern? Sie nutzen viel und sind in der Therapie unerlässlich! An erster Stelle stehen *gerinnungshemmende Medikamente*, die die Bildung von Blutgerinnseln im linken Vorhofohr und damit Gerinnselverschleppung und Schlaganfälle verhindern sollen. Die Wirksamkeit dieser Therapie ist bei richtiger Indikationsstellung zweifelsfrei erwiesen. Der Nutzen ist sehr viel höher als das potentielle Risiko, nämlich Blutungskomplikationen. Die neuen oder direkten oralen Antikoagulanzien, wie die Blutverdünner im Fachjargon heißen, bieten Vorteile gegenüber den klassischen Phenprocumon und Warfarin.

An zweiter Stelle stehen Medikamente, die bei Patienten mit anhaltendem Vorhofflimmern und hoher Kammerfrequenz die *Herzschlagfolge reduzieren* sollen.

Der eigentliche Knackpunkt aber ist die Frage, ob zur Wiederherstellung und Erhaltung von Sinusrhythmus Antiarrhythmika eingesetzt werden sollen oder nicht.

Eine *Wiederherstellung des Sinusrhythmus* mit Antiarrhythmika bei Vorhofflimmern ist nur dann sinnvoll, wenn Vorhofflimmern erst kurze Zeit (z. B. weniger als 48 Stunden) besteht und keine bedeutsame Herzkrankheit vorliegt. Unter diesen Umständen kann man durch eine orale oder intravenöse Verabreichung von Flecainid oder Propafenon den Sinusrhythmus wiederherstellen.

Bei länger bestehendem Vorhofflimmern hingegen lässt sich die Wiederherstellung des Sinusrhythmus nur durch eine elektrische Kardioversion erreichen. Da die Rückfallneigung hoch ist, wird in der Regel eine Rückfallprophylaxe mit Antiarrhythmika durchgeführt. Im Ausnahmefall kann man bei Patienten mit anhaltendem Vorhofflimmern und struktureller Herzkrankheit und meist eingeschränkter linksventrikulärer Funktion versuchen, mit einer höher dosierten Therapie mit Amiodaron über Wochen Sinusrhythmus zu erreichen. Tritt dabei kein Sinusrhythmus ein, muss die elektrische Kardioversion erfolgen und anschließend eine Weiterbehandlung mit einer niedrig dosierten Amiodaron-Therapie, um den Sinusrhythmus zu erhalten

Bei Patienten mit anfallsweisem Vorhofflimmern und sonst normalem Herzbefund kommt die «Pill in the pocket»-Therapie infrage. Bei dieser Therapie wird Flecainid oder Propafenon beim ersten Mal unter ärztlicher Aufsicht eingenommen. Tritt die medikamentöse Kardioversion ein, kann der Patient dies in Zukunft auch ohne ärztliche Kontrolle praktizieren.

Bei häufigen Anfällen von Vorhofflimmern ist eine vorbeugende Therapie mit Antiarrhythmika notwendig. Für diese Patienten kommt eine Dauertherapie mit Flecainid, Propafenon oder Dronedaron infrage. Bei allen anderen Patienten, insbesondere bei solchen mit eingeschränkter linksventrikulärer Funktion oder bedeutsamer Koronarkrankheit, gibt es keine medikamentöse Alternative zu Amiodaron.

Der Nutzen einer Akuttherapie mit Antiarrhythmika ist evident. Doch wie ist der Nutzen der antiarrhythmischen Therapie auf Dauer? Um es vorab zu sagen: sehr begrenzt. Die anfängliche Wirksamkeit der Therapie nimmt nach aller Erfahrung über Monate ab. Um langfristig einen ausreichenden Therapieeffekt zu erreichen, muss die Dosis erhöht werden. Meistens ist auch dann der Erfolg der Therapie zeitlich begrenzt.

Der Nutzen einer Langzeittherapie mit Antiarrhythmika wird außerdem durch die Nebenwirkungen dieser Medikamente limitiert. Im Klartext heißt das: Patienten, bei denen man auf Dauer den normalen Herzrhythmus erreichen will, sollten sich einer Ablationstherapie unterziehen.

14. Hält die Ablationstherapie, was sie verspricht? Vorhofflimmern ist die häufigste Herzrhythmusstörung und nimmt exponentiell mit steigendem Lebensalter zu. Es ist durch das Fibrillieren (Muskelzuckungen) beider Vorhöfe charakterisiert. Die Kammertätigkeit ist unregelmäßig und wird durch die Eigenschaften des AV-Knotens, der die Erregung von den Vorhöfen auf die Kammer überleitet, bestimmt. Bei anfallsweisem Vorhofflimmern liegt dessen Ursache in aller Regel in der elektrischen Aktivität in den Mündungen der Lungenvenen. Von hier aus breitet sich die Erregung auf den linken Vorhof aus. Die nichtmedikamentöse Therapie von Vorhofflimmern muss sich nach dem Entstehungsmechanismus richten. Um dauerhaft Sinusrhythmus zu erreichen, führt kein Weg an der Ablationstherapie vorbei.

Es war ein Riesenfortschritt und ein Segen für die Patienten, dass vor fast 20 Jahren diese Therapie erfunden wurde. Wie bei vielen neuen Therapieprinzipien überwog am Anfang die Skepsis und sogar Ablehnung durch die Kardiologen. Doch das «neue Therapieverfahren» setzte sich über die Jahre durch und ist heute ein Standardverfahren zur Behandlung von anfallsweisem und «kurz dauerndem» – weniger als ein bis zwei Jahre anhaltend bestehendem – Vorhofflimmern. Das Prinzip der Therapie besteht in der Isolation bzw. Ausschaltung der elektrischen Leitung von den Lungenvenen in den linken Vorhof.

Hierzu müssen die Lungenvenen mittels Hochfrequenztechnik, Kälte- oder Laserenergie elektrisch komplett isoliert werden. Dies ist heute mit einer standardisierten Herzkathetertechnik mit einer Passage vom rechten in den linken Vorhof möglich. Hier wird über die Elektroden an der Spitze des Katheters die Energie abgegeben. Die Narben, die durch diese Energieabgabe gesetzt werden, sollen möglichst gezielt lokalisiert und begrenzt sein. Zu viel an Energie bedeutet unnötige Verletzung von Gewebe und hierdurch Gefahr für den Patienten, zu geringe Energie häufig einen unzureichenden therapeutischen Erfolg. In diesem Dilemma befindet sich der Operateur, der die Ablation von Vorhofflimmern durchführt.

Die Technik macht verständlich, weshalb diese Therapie nicht immer und beim ersten Anlauf hundertprozentig erfolgreich ist. Bei einer Reihe von Patienten treten die Episoden von Vorhofflimmern nach einiger Zeit wieder auf, meist seltener und weniger lang dauernd als vor dem Eingriff. Das therapeutische Ziel – kein Vorhofflimmern mehr – ist nicht erreicht. Hier hilft nur ein zweiter und wenn nötig auch ein dritter Eingriff. Wer sich dem als Patient nicht aussetzen will, sollte von Anfang an auf die Strategie der Vorhofflimmerablation verzichten.

Insgesamt kann man mit der Ablationstherapie bei mehr als 70 bis 80 % der Patienten eine dauerhafte Beseitigung von Vorhofflimmern erreichen. Dies gelingt umso effektiver, je kürzer Vorhofflimmern besteht. Besonders profitieren herzgesunde Patienten mit anfallsweisem Vorhofflimmern.

Um die eingangs gestellte Frage klar zu beantworten: Die Ablationstherapie von Vorhofflimmern hält, was sie verspricht. Allerdings sind unrealistische Erwartungen Anlass zur Enttäuschung nach der Vorhofflimmerablation.

15. Mit welchen Komplikationen muss man bei der Ablationstherapie rechnen? Darf man eine nicht unmittelbar lebensbedrohliche Herzrhythmusstörung – und um eine solche handelt es sich bei Vorhofflimmern – mit potentiell lebensbedrohlichen therapeutischen Verfahren behandeln? Bei der Beantwortung dieser Frage mit Nein wird häufig vergessen, dass jede Therapie mit lebensbedrohlichen Komplikationen einhergehen kann. Was hat mich seinerzeit dazu bewogen, mein eigenes Vorhofflimmern durch eine Ablationstherapie behandeln zu lassen? Ich habe für mich den Nutzen ungleich höher eingeschätzt als das Risiko dieser Therapie. Im Geheimen hatte ich die Hoffnung, geheilt zu werden und nach einer erfolgreichen Ablation die gerinnungshemmende Therapie absetzen zu können.

Schwere, zum Teil lebensbedrohliche Komplikationen können bei diesem Verfahren bei 1 bis 3 % der Eingriffe auftreten. Um dieses Risiko so weit wie möglich vermindern zu können, wollte ich die Prozedur in einem Zentrum und bei einem Operateur durchführen lassen, der über besonders große Erfahrung mit diesem Verfahren verfügt. Als ich mich für das entsprechende Zentrum und den Operateur entschieden hatte, sah ich dem Eingriff mit Zuversicht und Vertrauen in den behandelnden Arzt entgegen.

Über welche Komplikationen sollte man sich Gedanken machen?

- Die Wände der Vorhöfe sind papierdünn. So ist es verständlich, dass einer der Katheter oder Drähte in den Vorhöfen die Wand durchstechen kann. Dann kommt es zu einer Blutung in den Herzbeutel (Herzbeuteltamponade) mit meist dramatischen Folgen wie Blutdruckabfall und Bewusstlosigkeit. Nur die sofortige Punktion des Herzbeutels (Stich mit einer langen Nadel durch die Haut bis in den Herzbeutel und Ablassen des Blutes über ein Kathetersystem) macht diese Situation beherrschbar. Ganz selten ist eine Operation notwendig, um die Blutungsursache zu beseitigen.
- An den Kathetern im linken Vorhof kann es – trotz Hemmung der Blutgerinnung – zur Anhaftung von kleinen Blutgerinnseln kommen, die in das Gehirn verschleppt werden und dort einen meist kleinen Schlaganfall auslösen (bei 0,5 bis 1 % der Prozeduren).
- Wenn die Ablationsenergie unbeabsichtigt in den Lungenvenen abgegeben wird, kann es in den nachfolgenden Monaten zu einer Einengung oder sogar zu einem Verschluss einer Lungenvene kommen. Dies war früher relativ häufig der Fall, heute ist diese Komplikation extrem selten.
- Nicht selten treten Probleme an der Punktionsstelle auf. Die Folge sind Blutungen in das umliegende Gewebe.
- Hinter der Rückwand des linken Vorhofs verläuft die Speiseröhre. Die Abgabe von Hochfrequenzenergie in dieser Region kann zu einer Perforation der Vorhofwand und zu einer Verbindung zwischen linkem Vorhof und Speiseröhre führen. Auf diesem Wege können Luft und Speisepartikel in die Blutbahn gelangen und in

den Gehirnkreislauf verschleppt werden. Diese Komplikation ist meist – trotz sofortiger Operation – tödlich. Ihre Häufigkeit liegt bei 1 : 2000 bis 3500 der Prozeduren.

Wegen der Möglichkeit dieser seltenen, aber schwerwiegenden Komplikationen darf die Indikation zur Vorhofflimmerablation nicht zu großzügig gestellt werden.

16. Welche Alternativen gibt es zu den Blutverdünnern? Bei Vorhofflimmern besteht ein erhöhtes Risiko für Schlaganfälle. Entsprechend wird heute die Mehrzahl dieser Patienten mit Medikamenten behandelt, die die Blutgerinnung hemmen. Diese sogenannten Blutverdünner, im Fachjargon «orale Antikoagulanzien», verhindern relativ zuverlässig die Blutgerinnselbildung. Der bevorzugte Ort der Blutgerinnselbildung ist eine etwa 2 bis 3 cm große Ausbuchtung des linken Vorhofs, das Vorhofohr.

Nicht alle Patienten kommen mit oralen Antikoagulanzien zurecht. Die häufigsten Komplikationen sind Blutungen. Eine Umstellung auf die neuen oder direkten oralen Antikoagulanzien (DOAKS) hilft meistens nicht weiter, da es auch unter dieser Therapie zu Blutungen kommen kann. Blutungsquelle sind nicht selten kleine und schwer lokalisierbare Gefäßmissbildungen im Magen-Darm-Trakt, die sich auch operativ meist nicht beseitigen lassen. Wiederholte Blutungen können aber auch in anderen Organen, beispielsweise in Nieren, Lunge oder Gehirn, auftreten und machen eine blutgerinnungshemmende Therapie unmöglich.

Bei all diesen Patienten ist der interventionelle Verschluss des Vorhofohres (sog. Vorhofohr-Occluder) eine therapeutische Alternative. Bei diesem Verfahren wird über die Leistenvene ein Katheter mit einem großen Innenlumen (Schleuse genannt) bis zur Vorhofscheidewand vorgeschoben. Nach einer transseptalen Punktion (Durchstechung der Vorhofscheidewand über den Katheter) wird die Passage der Schleuse vom rechten in den linken Vorhof möglich. Unter Röntgendurchleuchtung und echokardiographischer Kontrolle wird das zusammengefaltete Verschlusssystem durch die Schleuse bis zum Eingang des Vorhofohres geführt. Jetzt wird das Verschlusssystem entfaltet und der Sitz sowohl mittels Durchleuchtung als auch durch Echokardiographie (Ultraschalluntersuchung) kontrolliert. Das System verhakt sich am Übergang zwischen Vorhof und Vorhofohr. Erst bei optimalem Sitz wird der Verschluss vom Katheter abgelöst und der «Stöpsel» verschließt das Vorhofohr komplett.

Sollten sich im Vorhofohr Blutgerinnsel bilden, können diese nicht mehr verschleppt werden. Bis das Verschlusssystem (Stöpsel) eingeheilt und vollständig vom körpereigenen Gewebe überzogen ist, dauert es Monate.

Daher müssen die Patienten noch für 3 bis 6 Monate mit Hemmstoffen der Blutplättchenaggregation behandelt werden.

Häufig findet sich auch schon vor der Prozedur ein Gerinnsel im linken Vorhofohr. Unter diesen Bedingungen kann ein Vorhofohr-Occluder nicht implantiert werden, da durch die Manipulation ein Gerinnsel abgelöst und ein Schlaganfall provoziert werden könnte.

Nicht bei allen Patienten erreicht man allerdings einen kompletten Verschluss. Bei 1 bis 3 % der Patienten kommt es zu einem Herzbeutelerguss bzw. einer Herzbeuteltamponade, die einer sofortigen Behandlung bedarf. Bei den bis jetzt verfügbaren Ergebnissen und den doch relativ häufigen Komplikationen sollte man das Verfahren auf die Patienten beschränken, die unter gerinnungshemmender Therapie inakzeptable Blutungskomplikationen haben.

17. Was bedeutet ein Schenkelblock im EKG? Die Erregungsleitung im Herzen nimmt vom Sinusknoten im oberen rechten Vorhof den Ausgang, geht über die Vorhöfe zum AV-Knoten (Atrioventrikularknoten, auch Vorhofkammerknoten). Hier wird sie verlangsamt und dann über das sogenannte His'sche Bündel in die drei Schenkel des Leitungssystems geleitet: rechter Schenkel für die rechte und linker Schenkel für die linke Herzkammer. Der linke Schenkel teilt sich nach einer kurzen gemeinsamen Strecke in ein vorderes und ein hinteres Bündel auf. Beim Rechtsschenkelblock ist der rechte Schenkel in der Erregung stark verlangsamt oder blockiert. Rechtsschenkelblockbilder finden sich bei: Hinterwandinfarkt, Lungenarterienembolie, chronischer Lungenerkrankung mit Rechtsherzbelastung und bei angeborenen Herzkrankheiten. Im EKG wird der Rechtsschenkelblock auf einen Blick diagnostiziert. Die Breite des Kammerkomplexes im EKG liegt bei über 120 ms, in Ableitung V1 findet sich ein M-förmiger Ausschlag. Ein Linksschenkelblock dagegen zeigt das typische Bild in Ableitung V5 und V6 mit dem Ausschlag der Erregung in eine positive Richtung.

Ein Rechtsschenkelblock tritt bei 0,3 bis 2,5 % der Bevölkerung auf, ein Linksschenkelblock bei weniger als 1 %. Mit dem Alter nimmt die Häufigkeit beider Schenkelblockbilder deutlich zu; bei den über 80-Jährigen finden sich Schenkelblockbilder bei 15 bis 20 %. Der Schenkelblock selbst ist keine Erkrankung. Es ist jedoch eine Fahndung nach einer zugrunde liegenden Herzkrankheit notwendig.

Insbesondere der Linksschenkelblock ist häufig Folge schwerwiegender Erkrankungen des linken Herzens. Besteht hingegen keine Herzkrankheit, hat der Patient mit Linksschenkelblock eine gute Prognose, er bedarf jedoch kardiologischer Kontrolluntersuchungen im Verlauf. Häufige Ursache des Linksschenkelblocks sind lang bestehender, nicht optimal eingestellter Bluthochdruck, koronare Herzkrankheit, ein akuter oder abgelaufener Vorderwandinfarkt oder eine primäre Herzmuskelerkrankung. Aber auch im Rahmen einer Virusmyokarditis (durch Viren bedingte Herzmuskelentzündung) oder einer Herzklappenerkrankung kann es zum Auftreten eines Linksschenkelblocks kommen.

Kommt es in allen drei Schenkeln oder im His'schen Bündel zu einer Blockierung, tritt ein langsamer und instabiler Eigenrhythmus der Herzkammer mit einer Herzschlagfolge meist unter 40 Schlägen pro Minute auf. In einer solchen Situation ist eine Schrittmacherimplantation erforderlich. Sind dagegen nur zwei Schenkel blockiert, sieht man heutzutage von einer prophylaktischen Herzschrittmacherimplantation ab.

18. Wann wird ein Herzschrittmacher eingesetzt und wie funktioniert er? Bei einer Einladung erzählt mir eine 74-jährige Freundin unserer Familie folgende Geschichte: «Seit etwa drei Wochen habe ich merkwürdige Zustände, die ich früher nie gehabt habe. Plötzlich verliere ich kurzzeitig mein Bewusstsein ohne jeden Anlass. Mir wird flau und ich habe das Gefühl umzufallen. Nach ein bis zwei Minuten ist der Spuk wieder vorbei.» Noch während sie erzählt, wird sie plötzlich ganz blass, verdreht die Augen und sinkt vom Sessel auf den Boden. Wie automatisch versuche ich den Puls zu fühlen. Zunächst gar kein Herzschlag, dann ganz langsam, aber regelmäßig mit einer Schlagfolge von etwa 30/min. Sie öffnet die Augen und fragt: «Was ist los? Mir ist nicht wohl.» Der sofort gerufene Notarzt leitet ein EKG ab und stellt einen AV-Block III. Grades fest. Dies ist eine klare Indikation zur Implantation eines Herzschrittmachers. Der hochgradige AV-Block ist eine typische Rhythmusstörung des hohen Lebensalters und wird durch altersbedingte degenerative Veränderungen des Reizleitungssystems verursacht. Diese Veränderungen können auch beim primären Taktgeber des Herzens, dem Sinusknoten, auftreten und ebenfalls zu einem kurz dauernden Aussetzen oder zu einem langsamen Herzschlag führen. Schlägt das Herz für mehr als fünf bis sechs Sekunden nicht, tritt infolge verminderter Gehirndurchblutung zunächst Schwindelgefühl und dann Bewusstlosigkeit ein. Der Herzschlag setzt bei diesen Rhythmusstörungen nicht dauerhaft aus, sondern beginnt erneut mit meist ganz langsamer Schlagfolge.

Bei langsamen Herzrhythmusstörungen mit begleitender Bewusstlosigkeit muss ein Herzschrittmacher implantiert werden. Nach der Aufnahme auf der Kardiologischen Überwachungsstation wird meine Freundin über die Notwendigkeit einer Schrittmacherimplantation aufgeklärt. Noch am selben Nachmittag wird ein Schrittmacher implantiert. Sie selbst merkt gar nicht, wie das geschieht: Unter einer Analgosedierung (medikamentöse Schmerzdämpfung und Beruhigung) erfolgt die Operation unter örtlicher Betäubung. Über die linke Schlüsselbeinvene werden zwei dünne Kabel eingebracht, eines wird in der Spitze der rechten Herzkammer, das andere im rechten Vorhof verankert. Anschließend wird über einen Hautschnitt unterhalb des linken Schlüsselbeines die Schrittmacherbatterie in eine Tasche unter dem Brustmuskel implantiert und mit den beiden Kabeln verbunden. Der Herzschrittmacher ist normalerweise auf eine Pulsfrequenz von 60/min. programmiert und stimuliert zunächst den Vorhof und anschließend nach dem normalen Intervall die Herzkammer. Ist der eigene Vorhof aktiv – wie bei dieser Patientin –, wird die Vorhofaktivität vom Schrittmacher erfasst und die Impulse werden in der Kammer abgegeben. Normalisiert sich der Herzrhythmus auch in der Herzkammer, wird dies ebenfalls vom Herzschrittmacher erfasst. Der Schrittmacher arbeitet also nur dann, wenn er gebraucht wird. Die Schrittmacherelektroden bleiben lebenslang im Herzen, die Schrittmacherbatterie wird meist nach etwa zehn Jahren gegen eine neue Batterie ausgetauscht.

19. Wie sieht der Herzschrittmacher der Zukunft aus? Seit mehr als einem halben Jahrhundert werden Herzschrittmacherbatterien unter die Haut bzw. Brustmuskulatur implantiert und über Kabel

(Elektroden) mit dem Herzen verbunden. Komplikationen sind selten, aber schwerwiegend (Infektion, Blutungen, Kabelbrüche). Die heutige Technologie erlaubt es, Schrittmacherbatterien so zu miniaturisieren, dass sie direkt in das Herz bzw. in den Herzmuskel implantiert werden können. Das Einbringen erfolgt über einen Herzkatheter, dabei wird die Schrittmacherbatterie in der Spitze der rechten Herzkammer, an der Herzscheidewand fixiert. Operation und Schrittmacherkabel sind nicht mehr notwendig.

Kürzlich hat man diesen neuen Schrittmachertyp in klinischen Studien an mehr als 1000 Patienten getestet. Die Implantation war bei mehr als 90 % der Patienten erfolgreich, bei 4 bis 6,5 % der Patienten traten Komplikationen auf.

Da dieser Typ von Schrittmacher nur in der Herzkammer stimuliert, hilft er nur Patienten, die mit einem sogenannten Einkammersystem auskommen, das heißt solchen mit anhaltendem Vorhofflimmern oder bei denen eine Schrittmacherstimulation nur selten und für kurze Zeit notwendig ist. Insgesamt ist das die Minderzahl der Patienten, die mit einem Schrittmacher versorgt wird.

Die Frage, wie sich dieser Schrittmacher beispielsweise bei einer Infektion oder Funktionsuntüchtigkeit aus dem Herzen entfernen lässt, ist aufgrund fehlender Erfahrungen bislang nicht vernünftig zu beantworten.

Trotz dieser und anderer Limitationen ist dieser neue Schrittmachertyp – sollte er sich über lange Zeit bewähren – eine bahnbrechende Entwicklung. Mit steigender Lebenserwartung der Bevölkerung wird die Indikation zur Implantation dieses Systems eher zu- als abnehmen. Weiterentwicklungen und technische Verbesserungen sind zu erwarten.

20. Wann wird ein Defibrillator eingesetzt und wie funktioniert er? Patienten, die einen Herzstillstand durch Kammerflimmern überlebt haben – sie hatten das Glück, rechtzeitig und fachgerecht wiederbelebt zu werden –, haben ein erhebliches Risiko eines erneuten Herzstillstandes. Durch eine medikamentöse Therapie kann man das Risiko nicht wesentlich beeinflussen.

Dass wir heute eine wirksame Waffe gegen den plötzlichen Herztod in der Hand haben, verdanken wir der bewundernswerten Pionierarbeit Michel Mirowskis (1974). Er entwickelte unter schwierigen Umständen und in mühseliger Kleinarbeit den implantierbaren

Defibrillator. Nur wenige seiner Fachkollegen erkannten damals das Potential dieser Therapie.

Heute steht der Nutzen des Defibrillators außer Frage. Dank der technischen Weiterentwicklungen gehört er zur Standardtherapie bei Patienten mit einem deutlich erhöhten Risiko für einen plötzlichen Herztod.

Bei der Indikationsstellung zur Implantation muss man zwischen Primär- und Sekundärprävention unterscheiden. Von Primärprävention spricht man, wenn eine Gefährdung durch den plötzlichen Herztod vorliegt und der Defibrillator deshalb implantiert wird. Mit einer Sekundärprävention ist gemeint, dass der Defibrillator den Patienten implantiert wird, die schon einen plötzlichen Herztod bzw. Herzstillstand durchgemacht haben und erfolgreich reanimiert wurden.

Während bei der zuletzt genannten Indikationsstellung meist keine Entscheidungsprobleme bestehen, gibt es bei der Indikationsstellung in der Primärprävention eine erhebliche «Grauzone».

Selbst unter Kardiologen ist umstritten, wie groß die Gefährdung eines Patienten sein muss, damit der Nutzen der Implantation den Aufwand und die Risiken aufwiegt. Nicht anders lässt sich der große Unterschied in der Implantationshäufigkeit des Defibrillators in den Ländern der westlichen Welt erklären. Hauptkriterien für die Indikation sind neben der Vorgeschichte, die kardiale Krankheit und das Ausmaß der Störung der linksventrikulären Funktion. Die Einschränkung der linksventrikulären Auswurffraktion sollte erheblich sein und unter 35 % liegen.

Die Prozedur der Implantation ähnelt der Schrittmacherimplantation. Über die linke Schlüsselbeinvene werden in der Regel zwei Elektroden eingebracht: eine in den rechten Vorhof und eine in den rechten Ventrikel. Die Defibrillation erfolgt zwischen der Spitze der Elektrode im rechten Ventrikel und dem Gehäuse des Defibrillators, der wie eine Schrittmacherbatterie unterhalb des linken Schlüsselbeins unter die Muskulatur implantiert wird. Das Defibrillatorsystem erkennt eine anhaltende Kammertachykardie und beendigt diese durch eine sogenannte programmierte Stimulation. Das System erkennt ebenso Kammerflimmern und gibt nach Überprüfung der Rhythmusstörung einen Gleichstromschock ab. Außerdem funktioniert der Defibrillator auch als Schrittmachersystem, in dem er im rechten Ventrikel bzw. rechten Vorhof stimulieren kann (→ Frage 18).

21. Welche Komplikationen können bei der Implantation eines Defibrillators auftreten? Nach der Implantation eines Defibrillators können verschiedene Komplikationen auftreten: eine Sondendislokation (erfordert meist einen erneuten Eingriff), eine Perforation der Sonde durch die Herzwand mit Blutung in den Herzbeutel (erfordert meist einen Notfalleingriff mit Punktion des Herzbeutels), eine Blutung an der Implantationsstelle der Batterie bzw. selten eine bakterielle Infektion (erfordert meist die Explantation der Sonden und der Batterie). Bis auf die Sondendislokation (die Sonde bleibt nicht an der Stelle, an der sie eigentlich liegen sollte) sind diese Akutkomplikationen selten.

Die häufigste Komplikation im Verlauf ist die *inadäquate Schockabgabe*, d. h. die Abgabe eines elektrischen Schocks, ohne dass dazu Anlass besteht. Dies kommt bei 14 bis 16 % der Defibrillatorträger vor. Ursache sind eine nicht optimale Programmierung des Aggregates oder ein Sensing-Defekt (Störung der Wahrnehmungsfunktion). Durch Optimierung der Programmierung und zusätzliche medikamentöse Therapie lässt sich die Häufigkeit inadäquater Schockabgaben bis auf ein Minimum reduzieren. Die inadäquate Schockabgabe etwa bei supraventrikulären Tachykardien kann für den Patienten psychisch sehr belastend sein. Im Vergleich zu den dünnen Kabeln (Sonden), wie sie bei der Schrittmachertherapie verwendet werden, sind die Kabel der Defibrillator-Therapie ungleich komplexer aufgebaut und sehr viel dicker. Dies macht verständlich, dass es bei diesen Sonden lange Zeit nach Implantation zu einer Dysfunktion (Ermüdung) mit schwerwiegenden klinischen Folgen kommen kann. Diese tritt über fünf bis zehn Jahre bei etwa 30 bis 40 % der implantierten Sonden auf. Häufig sind Sondenbrüche mit Verlust von Sensing und/oder Stimulationsfunktion. Ein solcher Defekt macht eine operative Revision des gesamten Systems notwendig, meist mit Implantation einer neuen Elektrode. Wenn technisch möglich, sollte die defekte Elektrode komplett entfernt werden (z. B. mittels Lasertechnik). Ist dies nicht möglich, wird eine neue Elektrode zusätzlich implantiert und die defekte Elektrode elektrisch isoliert und im Gefäßsystem bzw. Herz belassen.

Hochdramatisch, wenn auch selten, ist die bakterielle Infektion des Defibrillators. Meistens sind nicht nur die Tasche des Defibrillators, sondern auch die Elektroden infiziert. Zu den Symptomen der Infektion kann es auch Monate nach Neuimplantation oder Batteriewechsel kommen: Klinische Indikatoren sind Entzündungszeichen im Bereich des Batterielagers, Blutgerinnsel, die an den Sonden des Systems haften, Fieber und Entzündungszeichen in den Laborwerten bzw. der Nachweis von Bakterien in Blutproben. Bei einer Infektion muss das gesamte System explantiert werden. Zusätzlich bedarf es einer gezielten intravenösen antibiotischen Therapie. Die Entfernung der Batterie ist einfach, die Entfernung der Sonden kann ein Riesenproblem sein, insbesondere bei schon vor Jahren implantierten Elektroden. Diese sind häufig so fest mit dem Herzgewebe verwachsen, dass sie mit Laserenergie förmlich aus dem Herzgewebe «herausgeschweißt» werden müssen. Dieses Verfahren ist effektiv, aber nicht ungefährlich, da der Herzmuskel dünn und verletzlich ist. Wenn alles andere versagt, muss man eine infizierte Sonde über eine offene Herzoperation unter Einsatz der Herz-Lungen-Maschine entfernen.

22. Wann ist der Einsatz einer tragbaren Defibrillatorweste sinnvoll? Die tragbare Defibrillatorweste (sogenannte LifeVest oder Defi-Weste) wird außen am Körper getragen und nicht wie der implantierbare Defibrillator in den Brustkorb eingesetzt. Das Gerät überwacht den Herzrhythmus des Patienten über Messelektroden auf der Körperoberfläche und gibt bei Auftreten lebensbedrohlicher Arrhythmien (schnelle anhaltende Kammertachykardie, Kammerflimmern) einen Elektroschock ab. Wenn der Patient bei Bewusstsein ist, kann er selbst die Abgabe des Schocks verzögern bzw. verhindern. Wird der Patient bewusstlos, erfolgt die Schockabgabe nach Applikation eines Gels unter die Therapieelektroden automatisch. So wird durch den Elektroschock der normale Herzrhythmus wiederhergestellt. Um eine kontinuierliche Überwachung sicherzustellen, muss die LifeVest andauernd getragen werden und darf nur zum Duschen kurzzeitig abgelegt werden. Grundsätzlich ist die Defibrillatorweste bei entsprechender Indikation eine sinnvolle Maßnahme, die von Patienten akzeptiert und mit Einschränkungen auch korrekt angewandt wird.

Nach Leitlinien und offiziellen Empfehlungen gibt es nur ganz wenige gesicherte Indikationen für diese Maßnahme:

- Bei Patienten unmittelbar nach der Explantation eines Defibrillators, sofern eine sofortige Reimplantation nicht möglich ist (z. B. wegen Infektion) oder bei Patienten auf der Warteliste für eine Herztransplantation.

- Patienten, bei denen grundsätzlich die Indikation zur Implantation des Defibrillators besteht, die aber aufgrund einer diagnostisch unklaren Situation (Verdacht auf eine zusätzliche Tumorerkrankung) vorerst nicht implantiert werden sollen.

Neben diesen gesicherten Indikationen gibt es solche, bei denen jeder Einzelfall diskutiert werden muss. Die Therapie mit einem tragbaren Defibrillator ist insofern problematisch, als keinerlei kontrollierte Studien zur Behandlungsindikation vorliegen, in denen der Nutzen dieser Therapie nachgewiesen werden konnte.

23. Kann man trotz Schrittmacher oder Defibrillator in Ruhe sterben? Die Mehrzahl der Patienten, bei denen ein Schrittmacher oder Defibrillator implantiert wird, ist älter als 70 Jahre. Nicht selten wird ein Defibrillator bei über 80-Jährigen eingesetzt. Im Laufe der Jahre nimmt die Herzschwäche zu, gleichzeitig sinkt die Lebensqualität durch Gebrechlichkeit und Begleiterkrankungen. Ist es sinnvoll, das Leben unter diesen Umständen durch einen Defibrillator oder einen Schrittmacher zu verlängern?

Wenn das Herz mechanisch stehen bleibt, kann weder die eigene elektrische Kommandozentrale noch ein Schrittmacher oder Defibrillator dies wieder in Gang bringen. Das Herz kann jedoch auch gewissermaßen elektrisch stehen bleiben. Im häufigeren Fall durch Kammerflimmern, manchmal aber auch durch einen elektrischen Herzstillstand, bei dem es zu keiner weiteren Erregung des Herzmuskels kommt. Bei Kammerflimmern kann der Defibrillator, bei elektrischem Herzstillstand der Schrittmacher den Tod verhindern bzw. hinauszögern. Die Aktivität beider Systeme ist während des Sterbeprozesses unerwünscht, da sie den Tod um Minuten oder Stunden verzögern, jedoch nicht verhindern kann. Im Einzelfall kann der Sterbende durch den Elektroschock eines Defibrillators oder die Stimulation des Herzschrittmachers unerwünscht das Bewusstsein wiedererlangen.

Darf der Arzt auf Wunsch seines Patienten den Defibrillator bzw. Herzschrittmacher abstellen? Lange Zeit war die Rechtslage unklar. Seit einiger Zeit ist jedoch durch höchstrichterliche Entscheidung die Rechtssituation eindeutig. Der Arzt darf auf Wunsch des Patienten alle Funktionen eines Defibrillators und eines Schrittmachers ausschalten. Hinter dieser höchstrichterlichen Entscheidung steht die Vorstellung, dass der Wille des Patienten Priorität hat und ein Abschalten des Gerätes dem Willen des Patienten entsprechen muss. Kein Arzt kann jedoch gezwungen werden, dies zu tun.

Dabei sind folgende Punkte unbedingt zu berücksichtigen:

- Jeder Patient, der einen Schrittmacher oder Defibrillator trägt, sollte vor der Sterbephase über die Möglichkeit des Abschaltens der Geräte informiert werden. Die Entscheidung des Patienten sollte schriftlich festgehalten und dokumentiert werden.
- Die Ärzte sind nur dann berechtigt, diese Geräte in der Sterbephase auszuschalten, wenn der Patient dies zuvor schriftlich festgelegt hat.
- Das Abschalten der Schockfunktion des Defibrillators hat meist keine unmittelbaren Konsequenzen für den weiteren Verlauf.
- Das Abschalten der Schrittmacherfunktion des Defibrillators oder eines Schrittmachers kann bei schrittmacherabhängigen Patienten unmittelbar zum Tode führen. Diese Möglichkeit muss der behandelnde Arzt einkalkulieren.
- Die Entscheidung zum Abschalten dieser Geräte in der Sterbephase sollte nicht von einem Arzt allein, sondern nur nach Abstimmung mit beteiligten Kollegen und dem Pflegepersonal getroffen werden.

Kardiologie: Die Lehre vom Herzen

24. Wann begann die moderne Lehre vom Herzen? Im Jahr 1628 veröffentlichte William Harvey sein Konzept von der Tätigkeit des Herzens und der Funktion des Kreislaufes. Es ist der Beginn der modernen Kardiologie. Im Gegensatz zur bisherigen, im Wesentlichen von Galen (Claudius Galenus, um 200 n. Chr.) geprägten Lehrmeinung ist nach Harvey der große und der kleine Kreislauf ein geschlossenes System und das Herz die für beide antreibende Kraft. William Harveys Konzept fand bei seinen Zeitgenossen keine Zustimmung und hatte auf die klinische Medizin für mindestens ein weiteres halbes Jahrhundert keine Auswirkungen. Er selbst konnte die klinische Bedeutung seiner Beobachtungen kaum richtig einschätzen: Er hat als Erster die normale Abfolge von atrialer und ventrikulärer Aktivität (Vorhof- und Kammeraktivität), die Hörbarkeit der Herztöne und die Überleitungsstörung zwischen Vorhof und Kammer sowie das Vorhofflimmern beschrieben. Harveys Beobachtungen kamen nicht aus dem Nichts. Schon vor ihm wurde die Existenz des Lungenkreislaufs nachgewiesen, nach ihm Lungenalveolen und Lungenkapillaren sowie der dort stattfindende Gasaustausch.

Die Ideen Harveys wurden durch den Kliniker Richard Lower weiterverfolgt und -entwickelt. In seinem Buch «Tractatus de cordae» (Abhandlung über das Herz) beschrieb er die Aufnahme von «Luft» ins Blut in der Lunge und die dadurch bedingte Verfärbung von Dunkel- in Hellrot. Lowers Buch enthält außerdem die Beschreibung zahlreicher krankhafter Zustände des Herzens.

Der erste bedeutende klinische Kardiologe war der Franzose Jean-Baptiste Sénac. Er veröffentlichte 1749 das erste umfassende Buch der klinischen Kardiologie: «Traité de la structure du cœur, de son action, et de ses maladies». Hier werden u. a. die Einengung der Mitralklappe (Mitralklappenstenose) und als deren Folge rebellische Palpitationen (Vorhofflimmern) und deren Therapie mit Chinin beschrieben. Er wies auf die Bedeutung der Entzündung der Herzklappen (bakterielle Endokarditis) sowie des Herzbeutels (Perikarditis) hin.

Die nachfolgende Zeit bis etwa zur Jahrhundertwende (um 1800) war durch weitere Entdeckungen auf anatomischem und klinischem

Gebiet geprägt: Die Beschreibung von Aortenaneurysmen, Kammerwandausweitungen, Herzstillstand und Herzblock durch Giovanni Battista Morgagni sowie die Erfindung des Stethoskops und der Auskultation durch René Laënnec sind herausragende Weiterentwicklungen. William Heberden war der Erste, der die unterschiedlichen Pulsqualitäten beschrieb.

Für die klinische Kardiologie war die Einführung physikalischer Untersuchungsverfahren zwingend notwendig: Vorgeschichte, Beschwerdebild, Inspektion (Beobachtung des Kranken), Palpation (Befühlen), Perkussion (Beklopfen) und Auskultation (Abhören) wurden zu wesentlichen Instrumenten in der klinischen Untersuchung. Weder in der mittelalterlichen von Galen geprägten klinischen Medizin noch in der frühen Neuzeit (1600–1800) wurden diese Verfahren angewandt. Davon gibt es Ausnahmen, wie die großen Kliniker, die ich nur beispielhaft nenne: Herman Boerhaave, Albrecht von Haller und Thomas Sydenham.

25. Was sind die Meilensteine der weiteren Entwicklung der Kardiologie? Für die weitere stürmische Entwicklung der Lehre des Herzens ab etwa 1800 ist es typisch, dass sich auch im klinischen Bereich zunehmend die auf Naturwissenschaften gegründete Medizin durchsetzt.

Dafür waren nicht zuletzt die Entdeckungen von zwei der bedeutendsten Naturforscher des 19. Jahrhunderts verantwortlich: Claude Bernard in Frankreich und Carl Ludwig in Deutschland. Beide haben mit ihren Forschungsergebnissen die Entwicklung der klinischen Kardiologie entscheidend geprägt: Sie fanden heraus, dass die Weite der Gefäße und damit der Blutfluss durch das unwillkürliche Nervensystem reguliert wird, sie entdeckten weiterhin, dass der Blutdruck über Sensoren, die sich im Aortenbogen und Karotissinus befinden, eingestellt wird. Carl Ludwig erfand Registriermethoden, mit denen man Blutdruck, Atemfrequenz, Herzfrequenz und Venenpuls simultan kontinuierlich messen und graphisch darstellen konnte. Er fand heraus, dass die vom Herzen entwickelte Kraft von der Herzfrequenz abhängt und mit steigender Herzfrequenz zunimmt (sogenanntes Treppenphänomen), er beschrieb als Erster Kammerflimmern und das Prinzip der Nierenfunktion.

Erst die Erfindung der Elektrokardiographie durch Willem Einthoven um 1900 erbrachte den Durchbruch in der Analyse und Bewertung von Herzrhythmusstörungen. Das Prinzip dieses Verfahrens gestattet es, die geringen elektrischen Potentialänderungen, die während der Herzaktion stattfinden, von der Körperoberfläche abzuleiten. Einthoven, von Beruf aus Physiker, hatte die Apparatur zur Registrierung erfunden, war jedoch nicht in der Lage, die registrierten Signale zu deuten. Ein junger Arzt und Physiologe aus London, Thomas Lewis, kam ihm zu Hilfe. Gemeinsam konnten sie die EKG-Signale deuten und der Herzaktion zuordnen. Dies ist eines der ersten Beispiele der Zusammenarbeit zwischen Grundlagenforschern und Klinikern. Zahlreiche spätere Entdeckungen und technische Entwicklungen waren nur auf der Basis einer solchen Kooperation möglich, so beispielsweise die Entwicklung des Herzschrittmachers, des Defibrillators, der künstlichen Herzklappen, der Herz-Lungen-Maschine und der Echokardiographie (Ultraschall).

Die Entdeckung des EKGs war auch insofern bespielhaft, als sie der Ausgangspunkt zahlreicher für die Klinik wichtiger Weiterentwicklungen, wie z. B. Belastungs-EKG, Langzeit-EKG und Tele-EKG, war. In ähnlicher Weise zog auch die erste Konstruktion eines Herzschrittmachers neue technologische Entwicklungen und klinische Anwendungen nach sich.

Eine weitere Konsequenz aus den tierexperimentellen Forschungen von Claude Bernard und Carl Ludwig war die Entwicklung der Herzkatheteruntersuchung und der Darstellung des Herzens und der Gefäße mit Kontrastmittel zwischen 1930 und 1950.

Herzklappenentzündungen und angeborene Herzerkrankungen wurden im Detail schon im 18. Jahrhundert beschrieben. Erst mit Beginn der Herzchirurgie um 1940 und der Erfindung der Herz-Lungen-Maschine konnten die früher Todgeweihten erfolgreich behandelt werden.

26. Was geht am häufigsten am Herzen «kaputt»? Mit Abstand am häufigsten betroffen sind die *Herzkranzgefäße* durch atherosklerotische Einengungen. Folge sind Angina pectoris (Brustschmerzen bei Belastung), Herzinfarkt, plötzlicher Herztod und im Verlauf Herzmuskelschwäche.

An zweiter Stelle steht die *Herzmuskelschwäche*. Sie ist nicht nur Folge einer koronaren Herzkrankheit, sondern findet sich im fortgeschrittenen Stadium zahlreicher Herzkrankheiten. Herzschwäche ist also keine eigenständige Erkrankung, sondern ein Syndrom, das durch die klinischen Zeichen einer Herzschwäche gekennzeichnet ist: rascher Herzschlag, Atemnot, Flüssigkeitseinlagerung und Leistungsschwäche.

An dritter Stelle in der Häufigkeit der Erkrankungen des Herzens stehen *Herzrhythmusstörungen*. Sie können Folge einer Herzkrankheit, also eines kaputten Herzens, sein, können aber auch bei Herzgesunden vorkommen.

Nicht selten ist ein angeschlagenes oder kaputtes Herz Folge eines nicht ausreichend oder gar nicht behandelten hohen Blutdrucks (Hypertonie). Man spricht auch vom sogenannten *Hypertonie-Herz* mit Vermehrung der Muskelmasse, Steifigkeit der Wände, Herzrhythmusstörungen und im fortgeschrittenen Stadium einer Herzmuskelschwäche.

Weitere Herzkrankheiten, die zur Herzmuskelschwäche führen können, sind die sogenannten *Kardiomyopathien* (primäre Herzmuskelerkrankungen). Man unterscheidet zwei Typen, die beide nicht selten genetisch bedingt sind. Bei den dilatativen Kardiomyopathien entwickelt sich eine Pumpschwäche aufgrund einer zu schwachen systolischen Pumpfunktion mit verminderter Wandbewegung und meist deutlich erweiterten Herzkammern. Bei den hypertrophen Kardiomyopathien entwickelt sich eine meist exzessive Verdickung des Herzmuskels mit Wandversteifung sowie verzögerter und verminderter Füllung der linken Herzkammer

Herzklappenfehler – am häufigsten sind die Aortenklappenstenose (Verengung der Aortenklappe) und die Mitralklappeninsuffizienz («Undichtigkeit» der Mitralklappe) – können ebenfalls den Herzmuskel beeinträchtigen und bei entsprechendem Schweregrad zu einer Herzinsuffizienz führen. Dies sollte heutzutage nicht mehr der Fall sein, da diese Erkrankungen durch eine rechtzeitige Operation bzw. Intervention beherrscht werden können.

Bakterielle Entzündungen der Herzklappen können zu einer dramatischen Überlastung des Herzens und damit zu einer Herzschädigung führen. Auch hier können rechtzeitige antibiotische Therapie und Klappenoperation die dauerhafte Schädigung des Herzmuskels verhindern.

Selten beruht die Schädigung des Herzens auf einer *Virusmyokarditis*. Die Diagnose ist schwierig und eine kausale Therapiemaßnahme bis heute nicht verfügbar.

Bestimmte *Medikamente*, wie Chemotherapeutika, die zur Behandlung einer Krebserkrankung eingesetzt werden, können den Herzmuskel schädigen und eine Herzschwäche hervorrufen. Daher müssen Patienten unter dieser Therapie kardiologisch überwacht werden.

Nicht zu vergessen sind die Patienten, die als Säuglinge oder Kleinkinder erfolgreich an einer schweren *angeborenen Fehlbildung des Herzens* operiert wurden. Sie entwickeln, häufig erst im Erwachsenenalter und für den Patienten unerwartet, Zeichen der Herzschädigung mit Herzschwäche, Rhythmusstörungen und Herzklappenfehlern.

27. Wie findet man heraus, was nicht in Ordnung ist? Wie geht der Kardiologe bei einem ihm bislang unbekannten Patienten vor? Er gibt dem Patienten zu verstehen, dass er willkommen ist. Er nimmt sich für ihn Zeit. Er hört ihm zu. Er stellt gezielte Fragen nach Vorerkrankungen und Erkrankungen in der Familie. Er untersucht ihn körperlich und bespricht mit ihm das weitere diagnostische Vorgehen. Die Fragen des Patienten sollte er mit Geduld beantworten.

Wenn der Kardiologe sich für den Patienten Zeit nimmt, wenn er genügend Erfahrung hat und über die notwendigen diagnostischen Methoden verfügt, findet er bei nahezu jedem Patienten heraus, was nicht in Ordnung ist.

Manchmal verletzen Ärzte die Prinzipien eines vernünftigen diagnostischen Vorgehens. Erstes Prinzip ist es, mit möglichst geringem diagnostischen Aufwand herauszufinden, was nicht in Ordnung ist. Ein weiteres, die diagnostischen Verfahren einzusetzen, die den Patienten möglichst wenig belasten. Ein drittes Prinzip, einem diagnostischen Stufenprogramm zu folgen und sich nicht von vornherein auf eine umfangreiche Diagnostik festzulegen. Auf jeder Stufe der Diagnostik muss hinterfragt werden, ob die bisherigen Verfahren nicht schon gezeigt haben, was nicht in Ordnung ist.

Ein letztes, wichtiges Prinzip ist es, dem Patienten die Ergebnisse der jeweiligen diagnostischen Verfahren in verständlichen Worten zu erklären. Ebenso ist zu beachten, dass diagnostische Verfahren nur dann durchgeführt werden sollten, wenn sich aus ihren Ergebnissen zumindest potentiell auch therapeutische Konsequenzen ergeben.

In der täglichen kardiologischen Praxis hat sich folgendes Vorgehen bewährt: Nach Gespräch, Untersuchung und EKG wird eine Verdachtsdiagnose gestellt. Gleichzeitig werden weitere Differentialdiagnosen mit einer Reihung ihrer Wahrscheinlichkeit in Erwägung gezogen. Zunächst werden die Untersuchungsverfahren durchgeführt, mit denen die Vermutungsdiagnose gesichert werden kann. So bei Verdacht auf das Vorliegen einer koronaren Herzkrankheit mit bedeutsamen Einengungen der Herzkranzgefäße das Belastungs-EKG und die Ultraschalluntersuchung des Herzens. Wird durch die Ergebnisse dieser Untersuchungen die Diagnose nicht gesichert, müssen weitere Verfahren zur Anwendung kommen, wie die Stress-Echokardiographie. Wird aufgrund der Ergebnisse dieser Untersuchungen die zunächst gestellte Vermutungsdiagnose nicht bestätigt, muss analog zum bisherigen Schema die am nächsten wahrscheinliche Differentialdiagnose überprüft werden.

Ein erfahrener Kardiologe findet aufgrund des Beschwerdebildes und der Vorgeschichte häufig den Weg zur Diagnose: «Hör dem Patienten zu und er sagt dir die Diagnose» (William Osler).

28. Ist das ärztliche Gespräch entbehrlich? Kürzlich empfahl ein renommierter amerikanischer Kardiologe, die körperliche Untersuchung mit dem Stethoskop durch die Untersuchung mit einem tragbaren Ultraschallgerät zu ersetzen. Der Kardiologe könne – so seine Meinung – eine Herzerkrankung so viel zuverlässiger und rascher diagnostizieren als durch eine klinische Untersuchung.

Man stelle sich also vor: Nach Begrüßung und Gespräch zieht der Kardiologe sein Echogerät aus der Tasche und setzt den Schallkopf auf die Brustwand des Patienten. Beide, Arzt und Patient, starren gebannt auf das bewegte Bild. Der Untersucher bewegt den Schallkopf und dreht an den Knöpfen und Schaltern des Gerätes. Der Patient wird zum Objekt.

Der erste Kontakt zwischen Arzt und Patient kommt durch das Gespräch zustande. In diesem Gespräch ist zuhören wichtiger als reden. Zuhören fällt den meisten Ärzten schwer. Es kostet Zeit und Nerven, da der Arzt mit seinem Informationsvorsprung schon vorausahnt, was der Patient berichten wird und wie dies zu bewerten ist. Durch das Gespräch entsteht ein Vertrauensverhältnis, das unerlässlich für die weitere Beziehung zwischen Patient und Arzt ist. Diese persönliche Beziehung wird durch die klinische Untersuchung des Patienten ergänzt und verstärkt. Der damit einhergehende körperliche Kontakt steht für die Bereitschaft des Patienten, sich dem Arzt anzuvertrauen. Er steht aber auch für den Willen des Arztes, die

Nähe des Patienten nicht zu umgehen, auch dann nicht, wenn diese unter ästhetischen Gesichtspunkten nicht immer wünschenswert ist. Mit seinem Stethoskop hört der Arzt gleichsam in den Patienten hinein, nimmt das wahr, was im Inneren des Patienten vorgeht und was diesen am Leben erhält. Er nimmt aber auch das wahr, was das Leben des Patienten bedrohen könnte. Zum Abschluss des Gesprächs und der körperlichen Untersuchung ist der Arzt in der Regel in der Lage, eine Vermutungsdiagnose zu stellen. Auf der Basis dieser Vermutungsdiagnose kann er dann gezielt weitere Untersuchungsverfahren einsetzen. Der Vorteil dieses Vorgehens liegt auf der Hand: Es ist überall durchführbar und benötigt keine technischen Hilfsmittel, es ist kostengünstig und belastet den Patienten nicht.

Fazit: Das ärztliche Gespräch und die persönliche Untersuchung des Patienten sind in der Herzdiagnostik als erste Schritte unerlässlich.

29. Womit gelang der Durchbruch in der Diagnostik? Die moderne kardiologische Diagnostik beginnt 1929 mit dem Selbstversuch W. Forßmanns im Krankenhaus Eberswalde bei Berlin. Ohne Einverständnis seines Chefs führte er einen sterilisierten Blasenkatheter von der Armvene bis in den rechten Herzvorhof vor. Nach tierexperimentellen Versuchen injizierte Forßmann später, ebenfalls im Selbstversuch, Röntgenkontrastmittel zur Darstellung des rechten Herzens. Seine Versuche gerieten in Vergessenheit. Erst in den späten 1950er Jahren, als die kathetertechnische Darstellung des linken Herzens und der Herzkranzgefäße klinische Bedeutung gewannen, erinnerte man sich der Selbstversuche Forßmanns. Zu Recht erhielt dieser zusammen mit Richards und Cournand 1956 den Nobelpreis für Medizin. Die Herzkathetertechnik mit der Darstellung der Herzkranzgefäße und Messung der Herz- und Kreislauffunktion hat die Kardiologie revolutioniert und operative wie interventionelle Therapieverfahren erst möglich gemacht.

Das erste brauchbare klinische Ultraschallverfahren – die sogenannte eindimensionale Echokardiographie – führten die Schweden Edler und Hertz 1954 in die kardiologische Diagnostik ein. Insgesamt wurde dieses neue Verfahren in Deutschland nur zögernd akzeptiert. Erst die weitere technische Entwicklung mit der zweidimensionalen Echokardiographie, der Ösophagus-Echokardiographie und der Doppler-Echokardiographie erbrachten den endgültigen Durchbruch. Heute sind die echokardiographischen Verfahren die mit Abstand wichtigsten Untersuchungsmethoden bei Verdacht auf das Bestehen einer Herzkrankheit.

In ihrer Anfangsphase (1972) spielten Computertomographie-Verfahren in der Herzdiagnostik keine Rolle. Immer schnellere Scanner und bessere Bildauflösung sowie die EKG-Triggerung machten sie in den 1990er Jahren zu klinisch zunehmend häufig eingesetzten Untersuchungsverfahren – zunächst überwiegend zur Quantifizierung des Koronarkalkes, beispielsweise in Form der Elektronenstrahltomographie, und später mit hochzeiligen Spiral-CTs auch zur nichtinvasiven Darstellung der Herzkranzgefäße mit Kontrastmittel. Heute gelingt es mit dieser Technik, Koronargefäßeinengungen nachzuweisen bzw. auszuschließen.

Die bahnbrechende Entwicklung im Spektrum der bildgebenden Verfahren war die Magnetresonanztomographie. Sie nutzt die unterschiedliche Protonendichte in den Körpergeweben und ihre durch das Magnetfeld induzierten Resonanzsignale. Hierdurch können mit großer Empfindlichkeit Weichteilunterschiede erfasst werden. Mit diesem Verfahren kann man die Morphologie des Herzens und der Gefäße mit großer räumlicher Auflösung darstellen. Auch bei der Diagnostik komplexer angeborener Herzfehler ist diese Technik äußerst hilfreich.

In der Erwachsenenkardiologie dient sie zur Differenzierung zwischen Narbe, Entzündung und Durchblutungsstörung des Herzmuskels. Bei der Darstellung der Herzkranzgefäße ist sie der CT-Untersuchung mit Kontrastmittel unterlegen.

30. Womit gelang der Durchbruch in der medikamentösen Therapie? In der medikamentösen Therapie hat man in den letzten Jahrzehnten ungeahnte Fortschritte gemacht.

Vor etwa 50 Jahren begann die Ära mit der Entdeckung der *Betarezeptorenblocker*, die die Aktivität des sympathischen Nervensystems (sogenannte Antreibernerven) hemmen. Die Entwicklung war zögerlich. Fachleute hatten Bedenken, dass eine Hemmung dieses Nervensystems auf Dauer nicht mit dem alltäglichen Leben vereinbar sei. Die Realität belehrte alle Zweifler eines Besseren. Zum ersten Mal hatte man Medikamente in der Hand, mit denen man die Herzschlagfolge und den Sauerstoffverbrauch des Herzens zuverlässig senken konnte. Bis heute gehören Betarezeptorenblocker zu den wichtigsten und am häufigsten verordneten Medikamenten. So ist die Behandlung der koronaren Herzkrankheit, von Bluthochdruck und Pumpschwäche des Herzmuskels ohne Betarezeptorenblocker kaum denkbar.

Für die Aktivierung der Herzmuskelzelle, der Zellen des Reizleitungssystems des Herzens und der glatten Gefäßmuskulatur spielt der Einstrom von Kalzium-Ionen in die Zelle eine entscheidende Rolle. Mit den *Kalziumantagonisten* kann man diesen Einstrom dosisabhängig hemmen. Dabei gibt es Kalziumantagonisten, die überwiegend auf das Herz, und andere, die überwiegend auf die Gefäßmuskulatur wirken. Kalziumantagonisten werden heute vor allem zur Behandlung des hohen Blutdrucks und gegen schnelle Herzrhythmusstörungen eingesetzt.

Die gefäßschädigende Wirkung eines erhöhten LDL-Cholesterins ist seit Jahrzehnten bekannt. Das LDL-Cholesterin (Low Density Lipoprotein) ist an der Entstehung von Arteriosklerose, der Verkalkung der Blutgefäße, beteiligt. Lipoproteine sind Fett-Eiweiß-Verbindungen, die fettlösliche Substanzen binden. Zusammen mit dem «guten» HDL-Cholesterin (High Density Lipoprotein) ergibt der LDL-Wert den Gesamtcholesterinwert. Erst die Entdeckung einer neuen Wirkstoffgruppe - der Statine - eröffnete die Möglichkeit, LDL-Cholesterin effektiv zu senken. Die Medikamente dieser Gruppe hemmen die Synthese (Aufbau) des Cholesterins und senken hierdurch den LDL-Cholesterinspiegel im Blut. In zahlreichen Studien konnte nachgewiesen werden, dass diese Medikamente die Prognose von Patienten mit koronarer Herzkrankheit und erhöhten LDL-Konzentrationen günstig beeinflussen.

Nichts hat unser Verständnis für die Entstehung von hohem Blutdruck und Herzschwäche so sehr beeinflusst wie die Entdeckung der Stoffe, die in das *Renin-Angiotensin-Aldosteron-System* eingreifen. Dieses reguliert den Flüssigkeits- und Elektrolythaushalt des Körpers, steigert den Blutdruck und vermindert die Nierendurchblutung. Bei beiden Krankheitsbildern ist dieses System übermäßig aktiviert. Durch eine Hemmung dieses Systems auf Syntheseebene (Angiotensin-Converting-Enzym-Hemmstoffe, ACE-Hemmer) oder am Rezeptor (Angiotensin-Rezeptor-Hemmstoffe, ARB's) wird der erhöhte Blutdruck gesenkt und die Lebenserwartung bei Herzschwäche verbessert.

Die langfristige Hemmung der Blutgerinnselbildung war bis vor wenigen Jahren nur durch orale Antikoagulanzien (Vitamin-K-Antagonisten) möglich. Durch diese wird die Bildung der Vitamin-K-abhängigen Gerinnungsfaktoren gehemmt. Dieser Prozess wird auch von der Ernährung und der Funktion der Leber bestimmt. Die Wirkung dieser Medikamente ist daher schwer vorhersagbar. Therapieversager und Blutungskomplikationen sind häufig. Die sogenannten *neuen oder besser direkten oralen Antikoagulanzien* (NOAKs, DOAKs) sind Hemmstoffe von Thrombin oder dem Gerinnungsfaktor Xa (→ Frage 81). Sie bedürfen nach heutiger Kenntnis – was erstaunlich ist – keiner Messung des Ausmaßes der Hemmung der Blutgerinnung, so dass eine Dosisanpassung nur nach Alter und Nierenfunktion erfolgen muss. Blutungen in das Gehirn sind seltener als unter den klassischen oralen Antikoagulanzien.

31. Wie gelang der Durchbruch in der operativen und interventionellen Therapie? Die bahnbrechende Entwicklung der Herz-Lungen-Maschine, die für eine Zeit die Funktion von Herz und Lunge übernehmen kann, machte Operationen am offenen Herzen erst möglich: Herzklappenersatz, koronare Bypassoperation und die Korrektur angeborener Herzfehler waren die Meilensteine in dieser Entwicklung. Im Laufe der Jahre wurden die operativen Eingriffe immer effektiver und komplikationsärmer. Spektakulärer Höhepunkt der operativen Herztherapie war die Herztransplantation. Besonders eindrucksvoll sind die Ergebnisse der chirurgischen Korrektur schwerer angeborener Herzfehler im Säuglings- und Kindesalter. Starben vor einem Vierteljahrhundert noch bis zu 20 % dieser Kinder, liegt die Sterblichkeit heute um 1 %. Aber auch die Bypass- und Klappenchirurgie haben in den letzten zwei Jahrzehnten enorme Fortschritte gemacht. Während früher zur Überbrückung von Herzkranzgefäßeinengungen überwiegend Venen und die linke Brustwandarterie verwandt wurden, nutzt man heute wegen der besseren Langzeitergebnisse überwiegend Arterien. Weitere Verbesserungen sind die Rekonstruktion einer erkrankten Herzklappe anstelle eines Klappenersatzes und die Herzoperation ohne Verwendung der Herz-Lungen-Maschine.

Auf Dauer, vielleicht am wichtigsten, sind die Erfolge einer Herzersatztherapie (→ Frage 54, 55). Unterstützungssysteme des Herzens können heute schon als dauerhafter Herzersatz bei Patienten implantiert werden, die nicht für eine Herztransplantation infrage kommen.

Ähnlich groß wie die Erfolge der operativen sind die der interventionellen Therapie. Die Erfindung der Ballondilatation und der Stent-Implantation haben die Therapie der koronaren Herzkrankheit revolutioniert. Bei vielen Patienten haben sie die sonst notwendige Bypassoperation ersetzt. Beim akuten Herzinfarkt ist diese Therapie heute nicht mehr wegzudenken.

Geradezu sensationell war die erste Implantation einer Aortenklappe mittels Kathetertechnik bei einem inoperablen Patienten mit Aortenklappenstenose (Verengung der Aortenklappe). Niemand dachte zum damaligen Zeitpunkt daran, dass dieses Verfahren (TAVI) auch bei operablen Patienten die Klappenoperation einmal ersetzen könnte. Heute werden zahlreiche Patienten mit Aortenklappenstenose mit einer kathetertechnisch implantierten Aortenklappe versorgt. Auch bei Mitralklappeninsuffizienz gibt es Techniken (z. B. MitraClip), um dem Patienten die Herzklappenoperation zu ersparen (→ Frage 64). Dies gilt insbesondere für Risikopatienten mit Herzschwäche.

Auch bei Patienten mit einer schweren Insuffizienz der Trikuspidalklappe (Klappe zwischen rechter Hauptkammer und rechtem Vorhof) lässt sich seit einiger Zeit auf kathetertechnischem Wege ein Clip zur Abdichtung der Klappe implantieren.

In jedem Fall erfordert die Indikationsstellung für die interventionelle Klappentherapie das vorherige Gespräch zwischen dem Kardiologen und Herzchirurgen in einer gemeinsamen Konferenz.

32. Welche Herzforscher hätten den Nobelpreis verdient? Aus naheliegenden Gründen beschränke ich mich auf die verstorbenen Wissenschaftler.

Nach Entwicklungsarbeit vieler Arbeitsgruppen in mehreren Ländern gelang dem Amerikaner *John H. Gibbon* der erste erfolgreiche Einsatz der extrakorporalen Zirkulation (Herz-Lungen-Maschine), zum vorübergehenden Ersatz von Herz- und Lungenfunktion während einer Herzoperation. Dieses Verfahren war Startpunkt der Herzchirurgie. Spektakuläre Erfolge wurden bei angeborenen Herzfehlbildungen und Herzklappenerkrankungen erzielt.

Große Verdienste auf diesem Gebiet hatten die Kinderkardiochirurgen *William Glenn* und *François Fontan,* deren Techniken auch heute noch zu den häufigsten Palliativoperationen bei komplexen angeborenen Herzfehlern gehören.

Die erste künstliche Herzklappe wurde fast zehn Jahre später in

Form einer Kugelprothese durch *Albert Starr* und *Lowell Edwards* implantiert. Die sich rasch entwickelnde Klappenchirurgie machte die Behandlung von Patienten möglich, die früher zum Teil elend an ihrer Klappenerkrankung zugrunde gegangen waren.

Der Argentinier *René Favaloro* gilt als Erfinder der Koronararterien-Bypassoperation (1967). Die Publikation dieses Falles löste einen Boom der Bypassoperationen in aller Welt aus.

Sicherlich am spektakulärsten in der Geschichte der Herzchirurgie war die erste Herztransplantation durch *Christiaan Barnard* (1967). Die Fachwelt hatte eigentlich damit gerechnet, dass die erste Herztransplantation an der Stanford University in Palo Alto durch *Norman Shumway* durchgeführt werden würde. Hier wurde die Vorarbeit geleistet, so dass das Verdienst der ersten Herztransplantation beiden zukommt.

Zu den Pionieren in der interventionellen Kardiologie zählt der Radiologe *Werner Porstmann*. Er war der Erste, der einen offenen Ductus Botalli (Gefäß, das während der Fetalperiode Lungen- und Körperschlagader verbindet und sich normalerweise nach der Geburt verschließt) mit interventioneller Technik verschloss (1967).

Andreas Roland Grüntzig wurde bei Angiologen ausgebildet und führte im September 1977 die erste Ballondilatation einer Einengung eines Herzkranzgefäßes durch. Er konnte nicht erahnen, welche Revolution dies für die Therapie der koronaren Herzkrankheit bedeutete.

Vergleichbar war dieser Entwicklung nur die Erfindung der Schrittmachertherapie. Der Herzchirurg *Åke Senning* und der Ingenieur *Rune Elmqvist* implantierten erstmals einen dauerhaften Schrittmacher in den menschlichen Körper (1958).

Im selben Jahr wurden auch die ersten EKG-Signale im Herzen abgeleitet *(Paul Puech)*. Der Durchbruch auf diesem Gebiet gelang *Dirk Durrer* und seinen Mitarbeitern in Amsterdam zwischen 1960 und 1970. Sie konnten nachweisen, dass krankhaftes Herzjagen durch elektrische Impulse ausgelöst und beendet werden kann. Hiermit schufen sie die Grundlagen für die chirurgische und interventionelle Ablationstherapie zur Beseitigung dieser Rhythmusstörungen.

Die Entwicklungen in der Schrittmachertherapie und Elektrophysiologie wären nicht ohne Erfindung des Defibrillators möglich gewesen. Die erste transthorakale Defibrillation wurde 1946 in Moskau durch *Naum L. Gurvich* durchgeführt. Die Entwicklung des Defibrillators in den 1950er Jahren ist dem Ingenieur *William B. Kouwenhoven* zu verdanken. Er führte die erste elektrische Defibrillation mittels Wechselstrom am geschlossenen Brustkorb eines Hundes durch. Wenig später gelang dies *Paul M. Zoll* in vergleichbarer Weise am Menschen.

Der Weg zum implantierbaren Defibrillator am Menschen war langwierig und dornig. Erst 1974 konnte *Michel Mirowski* das erste Gerät, das Kammerflimmern erkennen und durch einen Gleichstromschock beenden kann, implantieren.

Auch in der Folgezeit gab es bis zum heutigen Tag weitere nobelpreiswürdige Entdeckungen!

33. Was erwartet der Patient vom Kardiologen? Das, was jeder Patient von seinem Arzt erwartet. Dass er ihm zuhört, dass er seine Beschwerden ernst nimmt, dass er sich um ihn kümmert, die richtige Diagnose stellt und seine Krankheit heilt bzw. bessert.

Selten ist der Kardiologe der erste Ansprechpartner des Patienten. Meist haben sich Hausarzt und andere Ärzte um die Probleme des Patienten gekümmert. Der Kardiologe ist sozusagen die letzte Instanz, die vom Patienten mit großen Erwartungen aufgesucht wird. Denn er muss für das nach Einschätzung seines Patienten wichtigste Organ des Körpers Sorge tragen. Für das Organ, das ihn am Leben erhält. Selbst wenn diese Einschätzung objektiv nicht richtig ist, der Anspruch an den für das Herz verantwortlichen Arzt ist besonders hoch.

Patienten mit Herzbeschwerden oder Herzproblemen benötigen einen Arzt, der sich ganz auf sie konzentriert. Das Wichtigste neben der Fachkompetenz: die Bereitschaft, dem Herzpatienten zuzuhören und sich für ihn und seine Probleme Zeit zu nehmen. Der Patient erwartet eine plausible Erklärung für seine Beschwerden und ein für ihn nachvollziehbares Konzept für das weitere diagnostische und therapeutische Vorgehen. Der Patient erwartet, dass nur die diagnostischen Verfahren durchgeführt werden, die auch therapeutische Konsequenzen haben.

Ist die Diagnose gestellt, fragt der Patient: Ist eine Therapie notwendig? Wenn ja, welche ist die beste für mich? Wie ist das Verhältnis von Nutzen und Risiko dieser Therapie? Gibt es Alternativen? Was kann passieren, wenn ich auf jede Therapie verzichte? Diese und weitere Fragen muss der Kardiologe mit Geduld beantworten. Besonders eingreifende therapeutische Verfahren, wie eine Herzoperation, muss er dem Patienten behutsam nahebringen.

Darüber hinaus erwartet der Patient zu Recht von seinem Kardiologen, dass er bei subjektiver Notsituation erreichbar ist oder zumindest einen ansprechbaren Vertreter hat. Manchmal ist ein Telefongespräch zur Beruhigung des Patienten ausreichend. Und natürlich erwartet der Patient von seinem Arzt ebenso, dass er nicht nur gute Ratschläge geben kann, sondern im Notfall auch tatkräftig eingreifen kann.

Kommt der Patient in einem fortgeschrittenen Stadium seiner Erkrankung, erwartet er von seinem Kardiologen ein offenes Wort über seine Lebenserwartung und Antworten auf die Frage, wie das Ende seines Lebens ablaufen kann. Zahlreiche Patienten mit fortgeschrittener Herzerkrankung sind Träger von Schrittmachern oder Defibrillatoren. Der Kardiologe muss die Frage beantworten, ob der Patient in Ruhe sterben kann, wenn diese Geräte aktiv sind, oder ob eine Deaktivierung in der Sterbephase notwendig ist (→ Frage 23).

Wenn die Herzkranzgefäße blockiert sind

34. Woran merkt man, dass die Herzkranzgefäße eingeengt sind? Die Frage erscheint trivial, ist aber nicht so einfach zu beantworten, wie es auf den ersten Blick scheint.

Werfen wir dazu einen Blick auf die drei Prototypen der klinischen Manifestation der Herzkranzgefäßerkrankung:

- Einige Patienten mit Herzkranzgefäßeinengungen haben im Alltag keinerlei Beschwerden. Häufig vermeiden Sie intuitiv alle Situationen, die Angina-pectoris-Beschwerden auslösen könnten, wie maximale physische oder psychische Belastungen.
- Deutlich häufiger haben Patienten mit Herzkranzgefäßeinengungen mehr oder minder typische Angina-pectoris-Beschwerden. Häufig werden diese vom Patienten oder vom behandelnden Arzt missdeutet und auf Störungen anderer Organe zurückgeführt (Speiseröhre, Magen, Bronchien).
- Ebenso häufig berichten Patienten mit Herzkranzgefäßerkrankungen bei gezielter Befragung über typische Angina-pectoris-Beschwerden bei Belastungen. Der Kardiologe kann schon aufgrund der Beschwerdesymptomatik die Verdachtsdiagnose stellen.

Da nicht alle Patienten mit Herzkranzgefäßeinengungen typische Beschwerden haben, ist ab einem bestimmten Lebensalter und insbesondere bei koronaren Risikofaktoren eine gezielte Suche nach einer koronaren Herzkrankheit sinnvoll (z. B. Lebensalter über 50 Jahre beim Mann und über 60 bei der Frau oder mehr als ein kardiovaskulärer Risikofaktor). Die gezielte Suche ist auch deshalb notwendig, als sich höhergradige Herzkranzgefäßeinengungen erstmalig als dramatisches Ereignis manifestieren können: Häufig wird die Diagnose nur als Folge eines Herzinfarktes oder eines plötzlichen Herztodes gestellt.

Die Suche nach dem Vorliegen von Herzkranzgefäßeinengungen beginnt mit der Erfassung aller kardiovaskulären Risikofaktoren einschließlich der Familienvorgeschichte; an zweiter Stelle steht die gezielte Befragung des Patienten nach typischen Symptomen. Zum diagnostischen Mindestprogramm gehören neben der körperlichen

Untersuchung das EKG, die Echokardiographie und das Belastungs-EKG, und wenn nicht vorliegend, auch die Durchführung entsprechender Laboruntersuchungen.

Nur dann, wenn sich im Belastungs-EKG typische Veränderungen zeigen, die für eine Durchblutungsstörung des Herzmuskels sprechen, ist man diagnostisch einen Schritt weiter. Ist das nicht der Fall, kann man das Vorliegen einer koronaren Herzkrankheit nicht einfach ausschließen. Gerade wenn unklare Beschwerden bestehen, muss die Diagnostik weitergehen. Der nächste Schritt ist die Stress-Echokardiographie, d. h. Durchführung eines Echokardiogramms unter körperlicher oder pharmakologischer Belastung. Alternative ist die Stress-MRT-Untersuchung für alle Patienten, die echokardiographisch nicht gut untersuchbar sind. Die Stress-MRT-Untersuchung dient dazu, Durchblutungsstörungen unter Belastung zu identifizieren. Sie äußern sich in Wandbewegungsstörungen und Größenzunahme des Herzens unter Belastung.

Findet sich in diesem Untersuchungsverfahren kein Hinweis auf das Vorliegen einer bedeutsamen Koronargefäßeinengung, darf man sich mit dem Ergebnis dieser Diagnostik vorerst zufriedengeben.

Sind die Ergebnisse dieser Untersuchungen nicht eindeutig, was relativ häufig der Fall ist, gibt es heute mit der nichtinvasiven CT-Koronargefäßdarstellung mit Kontrastmittel ein Verfahren, um bedeutsame Koronargefäßeinengungen auszuschließen oder zu beweisen. Andererseits gilt: Ein Patient mit typischer Angina-pectoris-Symptomatik und Zeichen von Durchblutungsstörung im Belastungs-EKG sollte sich direkt einer Herzkatheteruntersuchung in PCI-Bereitschaft (Möglichkeit der sofortigen perkutanen Koronarintervention) unterziehen.

35. Was ist ein akutes Koronarsyndrom? Der Begriff beschreibt ein Krankheitsbild, dessen Ursache sich an einem der großen Herzkranzgefäße abspielt: der akut aufgebrochene atherosklerotische Plaque. Ein derartiger Plaqueaufbruch kann bei jedem Patienten, auch mit weniger hochgradigen Einengungen, passieren: Vereinfacht dargestellt, manifestiert sich das Krankheitsbild dadurch, wie rasch und nachhaltig sich auf diesem Plaque ein Blutgerinnsel bildet und wie sehr hierdurch der Blutfluss im Gefäß behindert wird.

- Wird der Blutfluss nur wenig oder von Zeit zu Zeit behindert, resultiert dies klinisch in einer instabilen Angina pectoris. Sie tritt in körperlicher Ruhe auf und ist ohne richtige Behandlung nicht selten Vorläufer eines Herzinfarktes.

- Wird der Blutfluss deutlich behindert, ohne dass es zum kompletten Gefäßverschluss kommt, resultiert klinisch das Krankheitsbild eines sogenannten NSTEMI (Nicht-ST-Streckenhebungsinfarkt). Charakteristisch ist, dass es in dieser Situation nicht nur zu einer Minderdurchblutung des Herzmuskels, sondern auch zum Absterben von Herzmuskelarealen kommt. Die Brustschmerzen sind in der Regel intensiver als bei der instabilen Angina. Häufig gestattet nur die Bestimmung des Troponins über einen mehrstündigen Zeitraum im Blut die Differentialdiagnose zwischen instabiler Angina pectoris und NSTEMI.

Bei beiden Formen des akuten Koronarsyndroms sollte möglichst rasch eine Herzkatheteruntersuchung mit Darstellung der Herzkranzgefäße durchgeführt werden, beim NSTEMI möglichst innerhalb von 12 Stunden nach Symptombeginn. Die Empfehlung zu diesem relativ aggressiven Vorgehen ist neu, vor einigen Jahren empfahl man eine engmaschige Beobachtung des Patienten unter medikamentöser Therapie. Es stellte sich jedoch heraus, dass unter konservativer Therapie die Prognose deutlich ungünstiger ist als bei interventioneller Diagnostik und Therapie.

- Wird der Blutfluss durch das Gerinnsel unterbrochen und damit das Gefäß vollständig verschlossen, entsteht in aller Regel ein sogenannter STEMI (ST-Streckenhebungsinfarkt). Ausnahmen hiervon sind selten, z. B. wenn sich das große Gefäß langsam verschließt und genügend Umgehungskreisläufe vorhanden sind. Sie können das vom Untergang bedrohte Herzmuskelareal versorgen.

In aller Regel kommt es nach einem kompletten Gefäßverschluss zu einem Absterben des von diesem Gefäß versorgten Areals. Der Prozess des Gewebeuntergangs verläuft über Stunden und ist nach etwa vier Stunden weitgehend abgeschlossen. Allerdings gibt es große individuelle Unterschiede in Abhängigkeit von der Gefäßversorgung und von evtl. vorhandenen Umgehungskreisläufen. Die Zeitspanne von vier Stunden erklärt, weshalb die Wiedereröffnungstherapie möglichst rasch erfolgen muss. Durch diese Therapie konnte die Sterblichkeit bei einem STEMI um über 50 % gesenkt werden.

36. Wie erkennt man einen Herzinfarkt? Nach dem Lehrbuch ganz einfach. In der Praxis offensichtlich schwierig.

Die Vermutungsdiagnose muss der Betroffene selbst stellen. Nur er selbst oder Familienangehörige können den Notarzt alarmieren. Leider kommt es viel zu selten vor, dass Patienten selbst den Verdacht auf das Vorliegen eines Herzinfarktes äußern und den Notarzt alarmieren. Die Mehrzahl der Patienten denkt zwar an die Möglichkeit eines Herzinfarktes, findet jedoch schnell andere Erklärungen für die Beschwerden. So vergeht unnötig kostbare Zeit. Der Betroffene macht sich gar nicht klar, in welcher Gefahr er schwebt. Die Mehrzahl der Patienten mit akutem Herzinfarkt stirbt in dieser Phase durch Kammerflimmern. Kaum einer der Todgeweihten wird fachgerecht wiederbelebt (weniger als 30 %).

Um das zu ändern, muss der Betroffene nicht nur die typischen Symptome des Herzinfarktes kennen, sondern daraus auch die Konsequenzen ziehen.

Kardinalsymptom ist der akut auftretende Brustschmerz von bislang für den Betroffenen unbekanntem Schmerzcharakter und -intensität. Die Schmerzen sind brennend, drückend oder wie die Patienten sagen: «Als stehe ein Panzer auf der Brust.» Das Schmerzzentrum liegt hinter dem Brustbein in der Tiefe, meist strahlt der Schmerz in den Hals, in beide Schultern, in den Rücken oder in den Bauch aus. Der Schmerz ist so heftig, dass der Patient quasi spürt, vernichtet zu werden. Typische Zeichen sind Todesangst mit dem entsprechenden Gesichtsausdruck, Blässe sowie der Ausbruch von kaltem Schweiß. Bestehen diese infarkttypischen Beschwerden, muss sofort der Notarzt alarmiert werden. Bis zu dessen Eintreffen gilt es, Ruhe zu bewahren, den Erkrankten hinzulegen, die Kleidung zu öffnen, auf den Betroffenen beruhigend einzuwirken und ihn nicht aus den Augen zu lassen.

So einfach wie in diesem gleichsam klassischen Fall ist die Diagnosestellung im klinischen Alltag meistens nicht. Häufig haben die Betroffenen erträgliche Beschwerden im Brustkorb und nur ein allgemeines Unwohlsein. Wenn solche Beschwerden länger als zehn Minuten bestehen, noch nie in ähnlicher Form vorhanden waren und keine Abhängigkeit von Körperlage, Brustkorbbewegung und Atmung bestehen, muss man an das Vorliegen eines Herzinfarktes denken. Nicht selten finden sich derartig schwierig einzuordnende Symptome bei älteren Menschen. Auch bei Frauen fehlen häufig die klassischen Warnzeichen des Infarktes (→ Frage 6). Sie klagen über plötzlich einsetzende Schmerzen im Oberbauch, häufig mit Ausstrahlung in die Brust, Atemnot und manchmal schon seit Tagen bestehendes Unwohlsein und Schwächegefühl, das sie von früher nicht kennen. Bei der Untersuchung stechen die Blässe der Haut und die Schweißneigung ins Auge. Außerdem sieht man sofort den verfallenen und ängstlichen Gesichtsausdruck. Auch bei Patienten mit Diabetes mellitus fehlt häufig die typische und ausgeprägte Infarktsymptomatik.

Fazit: Bei jedem neu aufgetretenen Brustschmerz, der mehr als zehn Minuten anhält und für den es keine andere Erklärung gibt, ist eine Alarmierung des Notarztes (112) mit der Verdachtsdiagnose Herzinfarkt zwingend notwendig.

37. Wie behandelt man einen Herzinfarkt? Der akute Herzinfarkt (sogenannter ST-Hebungsinfarkt) wird aufgrund der Symptome (→ Frage 36) sowie der ST-Hebungen im EKG und dem Anstieg der aus dem Herzmuskel stammenden Eiweißmoleküle (Troponine) diagnostiziert. Er beruht auf einem kompletten Verschluss eines großen Herzkranzgefäßes durch ein Blutgerinnsel (Thrombus). Dieses bildet sich auf einer atherosklerotischen Einengung des Kranzgefäßes. Durch den Gefäßverschluss wird ein meist großes Areal des Herzmuskels nicht mehr durchblutet und stirbt ab.

Erst in den letzten 50 Jahren hat man die Entstehung des Herzinfarktes verstanden und die daraus folgende Therapie entwickelt. Dies hat die Behandlung des Herzinfarktes geradezu revolutioniert und die Sterblichkeit deutlich gesenkt.

Ein erster Schritt war der Versuch der Auflösung des Blutgerinnsels mit einer thrombolytischen (Blutgerinnsel auflösenden) Therapie. Der Versuch war zwar erfolgreich, die Ergebnisse aber keineswegs befriedigend. Zahlreiche Gefäße ließen sich nicht wiedereröffnen, andere nur unvollständig, einige verschlossen sich erneut. Bei 1 bis 3 % der Patienten traten schwere Blutungskomplikationen auf. Bei dieser Therapie war der Erfolg umso besser, je früher sie gestartet wurde.

Der Vorschlag, im Akutstadium des Infarktes eine Herzkatheteruntersuchung mit Darstellung der Herzkranzgefäße und des Verschlusses durchzuführen und dann das Gerinnsel mechanisch zu beseitigen, fand anfangs durchaus nicht bei allen Kardiologen Zustimmung: «Zu gefährlich und nur an wenigen Stellen durchführbar.» Es stellte sich jedoch in den nachfolgenden Jahren heraus, dass dieses mechanische Verfahren deutlich effektiver war als die medikamentöse Gerinnselauflösung. Bei dem mechanischen Verfahren wird durch den Führungskatheter ein dünner Draht mit weicher Spitze durch die thrombotische Verschlussstelle bugsiert und anschließend ein dünner Ballon über diesen Draht in die Verschlussstelle eingeführt. Nach Aufdehnung zerfällt das Gerinnsel und der Blutfluss ist wiederhergestellt.

Ein weiterer Schritt vorwärts war die Stent-Implantation nach mechanischer Wiedereröffnung des Herzkranzgefäßes. Auch hier hatte man große Bedenken, dass die Stent-Implantation in einem aufgebrochenen Plaque eine erneute Thrombose auslösen könnte. Das Gegenteil stellte sich heraus: Die Gefäße ließen sich durch die Stents vollständig eröffnen und neigten weniger zum Wiederverschluss. Allerdings bedurfte es dazu einer ausgiebigen Hemmung der Blutplättchenfunktion mit Aspirin und Clopidogrel. So ist die sofortige Wiedereröffnung des verschlossenen Herzkranzgefäßes im Herzkatheterlabor heute therapeutischer Standard. Dabei geht es um jede Minute, je früher die Therapie beginnt, desto weniger Herzmuskel stirbt ab.

Für diese Therapie stehen in Deutschland wie auch im übrigen Mitteleuropa genügend Herzkatheterplätze zur Verfügung, die rund um die Uhr mit kompetenten Operateuren besetzt sind. Nach Eintreffen des Notarztes beim Patienten sollte das verschlossene Herzkranzgefäß nach Möglichkeit innerhalb von 90 Minuten wiedereröffnet werden. Die Hauptverzögerung entsteht auch heute noch durch das Zuwarten des Patienten, bis er den Notarzt ruft.

38. Gibt es stumme Herzinfarkte? Stumm nennt man einen Herzinfarkt dann, wenn er allem Anschein nach ohne infarkttypische Beschwerden abgelaufen ist und daher vom Patienten nicht bemerkt wurde.

«Hatten Sie schon einmal einen Herzinfarkt?» Der Kardiologe mustert das EKG des Patienten und schaut diesen fragend an. «Nein, das ist das Erste, was ich höre.» – «Denken Sie einmal nach. Haben Sie sich in den letzten Monaten einmal plötzlich ganz schlecht gefühlt, ohne dass Sie eine Erklärung dafür hatten? Druckgefühl im Brustkorb, Schwächegefühl, Übelkeit und Schweißausbruch. Sie haben dem weiter keine Bedeutung beigemessen, da sich die Beschwerden innerhalb von Stunden langsam besserten und am nachfolgenden Tag verschwunden waren.»

Der Patient zögert, denkt nach und antwortet sichtlich verunsichert: «Ja, vor etwa drei Monaten, kurz vor Weihnachten, konnte ich plötzlich nicht mehr. Aus heiterem Himmel überfiel mich ein rasender Schmerz in der Brust – so wie niemals zuvor. Mir war übel und es brach kalter Schweiß aus. Ich dachte ernsthaft daran, den Notarzt zu rufen. Doch die Beschwerden gingen innerhalb der nachfolgenden Stunden langsam wieder zurück und waren am nächsten Tag so gut wie völlig verschwunden. Ich betrachtete die Sache als erledigt.»

Offensichtlich waren es die Symptome eines Herzinfarktes, die der Patient missdeutet hatte. Also kein wirklich stummer Herzinfarkt, sondern einer, dessen Symptome nicht erkannt bzw. missdeutet wurden. So verhält es sich in der Regel beim sogenannten stummen Herzinfarkt. Die meisten dieser Infarkte verlaufen nicht wirklich ohne Symptome, bei der Mehrzahl werden die Symptome missdeutet und häufig auf eine Erkrankung eines anderen Organes im Brustkorb zurückgeführt (Speiseröhre, Bronchien). Besonders leicht werden Herzinfarkte übersehen, wenn sie keine typischen Infarktsymptome hervorrufen, wie dies bei Diabetikern und bei Frauen der Fall ist. Hier kommt es lediglich zu Schwächegefühl, Atemnot, Unwohlsein, Schmerzen im Bauchraum mit Ausstrahlung in die Brust oder Schmerzen im linken Arm.

Meist handelt es sich also bei den stummen Infarkten um Infarkte, bei denen die Beschwerdesymptomatik missdeutet oder ohne Reaktion ertragen wurde.

Kann ein Herzinfarkt auch völlig ohne Beschwerden verlaufen? Nach Berichten der älteren Literatur soll dies bei bis zu 30 % der Patienten der Fall sein. Aus heutiger Sicht sind Zweifel angebracht. Eine Erklärung für die Diskrepanz zur heutigen Situation könnte sein, dass die Menschen damals bei weitem nicht in dem Maße über Infarktsymptome aufgeklärt waren, wie das heute der Fall ist. Es ist davon auszugehen, dass diese Patienten ebenfalls beim Infarktereignis Beschwerden hatten, die sie nicht beachtet oder in ihrer Entstehung missdeutet haben.

39. Was ist das Syndrom des «gebrochenen Herzens»? Wahrscheinlich ist das Syndrom des «gebrochenen Herzens», auch Broken-Heart-Syndrom, Stress-Kardiomyopathie oder Tako-Tsubo-Syndrom genannt, nicht so neu, wie die Erstbeschreibung in den 1990er Jahren suggeriert. Allerdings hat man erst in letzter Zeit erkannt, dass es sich dabei um ein akutes Krankheitsbild mit einheitlicher Entstehung handelt. Seit der erstmaligen Beschreibung wird diese Krankheit zunehmend häufiger beobachtet. Obwohl sie klinisch mit dem akuten Herzinfarkt Ähnlichkeit hat, unterscheidet sie sich nach Entstehung, therapeutischen Maßnahmen und Prognose.

Nach dem Beschwerdebild ähnelt die Stress-Kardiomyopathie dem akuten Herzinfarkt - starke Brustschmerzen, Übelkeit, Todesangst und Schweißausbruch. Die Differentialdiagnose zum akuten Herzinfarkt ist ohne eine Darstellung der Herzkranzgefäße nicht möglich.

Im Gegensatz zum Herzinfarkt besteht beim Broken-Heart-Syndrom kein Verschluss eines Herzkranzgefäßes durch ein Blutgerinnsel. Es findet sich vielmehr eine zumeist ausgedehnte Wandbewegungsstörung des linken Herzens wie bei einem Herzinfarkt im Bereich der Vorderwand, der Herzspitze, der spitzennahen Herzscheidewand und häufig auch der angrenzenden Hinterwand des Herzens.

Warum ist es so wichtig, zwischen einem akuten Herzinfarkt und einer akuten Stress-Kardiomyopathie zu unterscheiden? Aufgrund der völlig unterschiedlichen Entstehung ist auch die Therapie verschieden. Während beim akuten Herzinfarkt das Herzkranzgefäß durch ein Blutgerinnsel verschlossen ist und alle therapeutischen Maßnahmen darauf gerichtet sind, dieses zu beseitigen und möglichst rasch den normalen Blutfluss wiederherzustellen, besteht bei der Stress-Kardiomyopathie kein Gefäßverschluss, der Blutfluss in allen Herzkranzgefäßen ist normal. Die Therapie ist darauf gerichtet, die akute Herzschwäche zu lindern und Rhythmusstörungen zu beseitigen.

Bei einer akuten und schweren Stressreaktion werden Stresshormone ausgeschüttet, die den Herzmuskel schädigen. Dabei kann der Stress seelisch, körperlich oder durch operative Eingriffe bedingt sein. Die Schädigung des Herzmuskels kann zu Komplikationen führen, ja in seltenen Fällen sogar tödlich sein. Zu den wichtigsten Komplikationen des Krankheitsbildes gehören: akute Herzschwäche, schwerwiegende Rhythmusstörungen sowie Blutgerinnselbildung in der linken Herzkammer.

Die Mehrzahl der Patienten mit Tako-Tsubo-Syndrom erholt sich folgenlos, allerdings ist die Langzeitprognose ungeklärt. In der Akut-

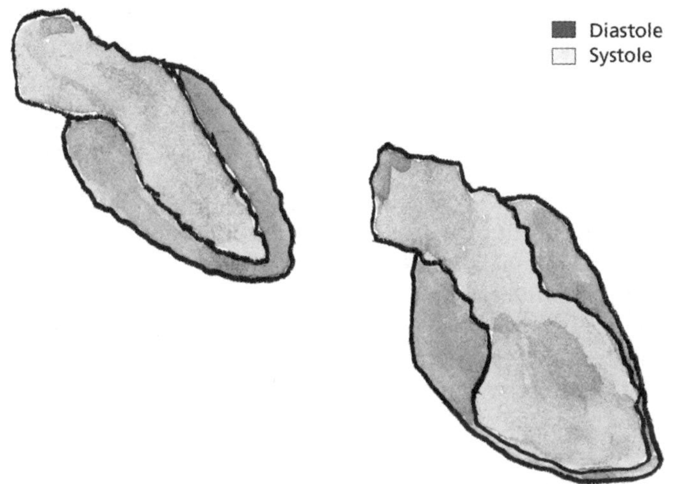

Abbildung 3: Linke Herzkammer bei Tako-Tsubo-Kardiomyopathie. Das Schema zeigt links den Normalzustand des Herzens; rechts wird deutlich, wie die linke Herzkammer beim gebrochenen Herzen verformt wird.

phase kann es zu tödlichen Komplikationen wie Herzversagen kommen. Bemerkenswert an diesem Krankheitsbild ist, dass es vorwiegend Frauen nach der Menopause betrifft (über 90 %). Die Ursache hierfür ist unbekannt.

In japanischer Sprache bedeutet Tako-Tsubo Tintenfischfalle. Die betroffene linke Herzkammer ähnelt im akuten Krankheitsstadium dem Fanggerät für Tintenfische.

40. Gibt es Angina pectoris auch bei normalen/gesunden Herzkranzgefäßen? Seit Wochen leidet Elsa M. (57 Jahre) unter zunehmenden Beschwerden: Druckgefühl im Brustkorb bei Belastung, deutlich beim Treppensteigen, gleichzeitig Atemnot und dem Gefühl, stehen bleiben zu müssen. Bleibt sie stehen, lassen die Beschwerden innerhalb weniger Minuten nach.

Der Hausarzt vermutet aufgrund dieser Beschwerden eine koronare Herzkrankheit mit Einengungen der großen Herzkranzgefäße. Dies umso mehr, als sich auch im Belastungs-EKG Veränderungen im Sinne einer Durchblutungsstörung des Herzens zeigten. Man war sich einig, durch eine Herzkatheteruntersuchung mit Darstellung der Herzkranzgefäße sollten die Einengungen nachgewiesen und anschließend, wenn möglich, durch Aufdehnung und Stent-Implantation beseitigt werden. Umso größer war die Verwunderung über das Ergebnis der Herzkatheteruntersuchung: Keinerlei Einengungen an den großen Herzkranzgefäßen.

Was ist die Ursache dieses seltsamen Krankheitsbildes?

Die großen, sichtbaren Herzkranzgefäße verzweigen sich im Herzmuskel in eine Vielzahl kleiner und kleinster Gefäße, die bei der Herzkatheteruntersuchung nicht sichtbar sind. Bei Belastung und dem damit verbundenen Mehrbedarf des Herzmuskels an Sauerstoff und Nährstoffen erweitern sich die großen und kleinen Gefäße normalerweise, um die Blutzufuhr zum Herzen um mehr als das Doppelte zu steigern. Patienten mit dieser Erkrankung, früher Syndrom X genannt, da man die Ursache nicht erklären konnte, fehlt die Fähigkeit, die kleinen Herzkranzgefäße bei Bedarf entsprechend zu erweitern und den Blutfluss zu steigern. Man spricht heute nicht mehr vom Syndrom X, da man die Ursache kennt, sondern von der mikrovaskulären koronaren Dysfunktion, im Jargon auch von *mikrovaskulärer Angina pectoris* oder Mikrovaskularangina. Die Funktion der großen Herzkranzgefäße, sich bei Bedarf zu erweitern, ist bei diesen Patienten ungestört.

Leider ist die Diagnose einer mikrovaskulären koronaren Dysfunktion ohne Herzkatheteruntersuchung kaum möglich. Am einfachsten gelingt dies mit dem sogenannten Acetylcholin-Test, der während einer Herzkatheteruntersuchung mit Darstellung der Herzkranzgefäße durchgeführt wird. Hierbei wird der körpereigene Stoff Acetylcholin über einen Herzkatheter ins Herzkranzgefäß infundiert. Normalerweise kommt es zu einer Erweiterung der großen und kleinen Herzkranzgefäße und zu einer Zunahme des koronaren Blutflusses. Bei Patienten mit mikrovaskulärer koronarer Dysfunktion werden zwar die großen, aber nicht die kleinen Herzkranzgefäße erweitert, so dass der koronare Blutfluss nicht so zunimmt, wie er sollte. Der Herzmuskel wird entsprechend bei Belastung weniger gut mit Blut versorgt.

Es ist bemerkenswert, dass diese Durchblutungsstörung, ganz anders als bei der Erkrankung der großen Herzkranzgefäße, so gut wie immer ohne ernsthafte Folgen bleibt, also keinen Herzinfarkt oder plötzlichen Herztod verursacht. Die durch die mikrovaskuläre Funktionsstörung verursachten Beschwerden ähneln denen der koronaren Herzkrankheit und können für den Betroffenen höchst belästigend sein. Sie bedürfen häufig einer leider nicht besonders erfolgreichen medikamentösen Therapie.

Beachtenswert ist, dass viele Patienten mit mikrovaskulärer koronarer Dysfunktion übergewichtig sind, einen verdickten Herzmuskel infolge eines erhöhten Blutdrucks haben und nicht selten an einer Zuckerkrankheit leiden.

41. Was bedeutet Prinzmetal-Angina? Dieses Krankheitsbild ist ungleich seltener als das der mikrovaskulären koronaren Dysfunktion, hat aber einen hohen Bekanntheitsgrad und wird viel zu häufig diagnostiziert. Der Entdecker, der Mediziner Myron Prinzmetal (1908–1987), beschrieb diese Sonderform der Angina pectoris zum ersten Mal 1959. Zentral bei diesem Krankheitsbild ist, dass es zu einer vorübergehenden Durchblutungsstörung des Herzmuskels durch einen Krampf (Vasospasmus) eines oder mehrerer großer Herzkranzgefäße kommt. Hierdurch entsteht ein vorübergehender Verschluss des Gefäßes mit herzinfarktähnlichen Symptomen. Dieser Verschluss dauert in der Regel wenige Minuten. Er tritt belastungsunabhängig gehäuft in den Morgenstunden auf. Als schlimmste Folge kann bei länger dauerndem Spasmus ein Herzinfarkt ausgelöst werden. Während des Anfalls kommt es, ähnlich einem Herzinfarkt, zu typischen ST-Streckenhebungen im EKG in der Region, die von dem betroffenen Herzkranzgefäß versorgt wird. Im Gegensatz zum akuten Herzinfarkt (STEMI) klingen die Beschwerden und EKG-Veränderungen spontan oder unter medikamentöser Therapie innerhalb weniger Minuten ab. Der Krampf des Gefäßes löst sich und die Durchblutung normalisiert sich wieder. Hauptkomplikation des Prinzmetal-Angina-Anfalls sind lebensbedrohliche Herzrhythmusstörungen, die leicht in Kammerflimmern, das heißt in einen funktionellen Herzstillstand münden können.

Die Frage, ob ein Patient zur Prinzmetal-Angina neigt, lässt sich nur durch eine Herzkatheteruntersuchung mit Darstellung der Herzkranzgefäße beantworten. Man untersucht, ob eine Neigung zu Koronargefäßspasmen mit vollständigem Verschluss der Gefäße besteht. Bei diesen Patienten finden sich häufig atherosklerotische Herzkranzgefäßveränderungen. Im Anschluss an die diagnostische Darstellung der Herzkranzgefäße wird über den im Herzkranzgefäß liegenden Herzkatheter ein Medikament in steigender Dosis infundiert, das zu einer Verengung der Herzkranzgefäße führt. Alle Patienten, auch solche ohne Prinzmetal-Angina, reagieren mit einer dosisabhängigen Einengung aller großen Herzkranzgefäße. Bei Patienten mit Prinzmetal-Angina kommt es schon bei niedrigen Dosen des Medikamentes zu einem massiven Gefäßkrampf mit einem kompletten Verschluss des erkrankten Gefäßes. Begleitet wird dies von starken Brustschmerzen wie beim Herzinfarkt und infarkttypischen EKG-Veränderungen. In einer solchen Situation wird der Arzt sofort ein bereitliegendes Medikament über den Herzkatheter injizieren, um den Gefäßkrampf aufzulösen und den normalen Blutfluss wiederherzustellen.

Wird eine derartige Neigung zu Spasmen der großen Herzkranzgefäße festgestellt, ist eine konsequente medikamentöse Therapie zur Verhinderung solcher Spasmen notwendig.

42. Wie behandelt man die Einengungen der Herzkranzgefäße? Bevor man diese Entscheidung fällt, sollte man sich über Folgendes im Klaren sein: Die Blockierung des Herzkranzgefäßes bei koronarer Herzkrankheit entsteht über Jahre auf dem Boden sogenannter Risikofaktoren bzw. Risikokrankheiten. Hier, an der Wurzel der koronaren Herzkrankheit, muss man ansetzen, um diese durch Änderung der Lebensführung und medikamentöse Therapie in den Griff zu bekommen. Nur wenn dies gelingt, machen die weiteren Maßnahmen wie Stent oder Bypassoperation einen Sinn.

Die Ziele dieser Therapie sind:

- Besserung des Befindens!
- Besserung der körperlichen Leistungsfähigkeit!
- Besserung der Lebenserwartung!

Welches dieser Therapieziele den Vorrang hat, muss jeder Patient für sich selbst entscheiden. Während in jüngeren Jahren – etwa bis zum 70. Lebensjahr – die Normalisierung der Lebenserwartung im Vordergrund steht, spielt im höheren Lebensalter die Verbesserung des Befindens und der körperlichen Leistungsfähigkeit die übergeordnete Rolle.

Stent oder Bypassoperation kommen vor allem dann infrage, wenn trotz optimaler medikamentöser Therapie keine Beschwerdefreiheit und kein Wohlbefinden zu erreichen ist.

Grundlage jeder Therapie der koronaren Herzkrankheit ist die Beeinflussung der Risikofaktoren und Risikokrankheiten. Dies erreicht man durch eine gesunde Lebensführung und durch Medikamente. Zur Lebensführung gehören Ausdauertraining, Gewichtsreduktion und gesunde Ernährung. Patienten mit Risikokrankheiten - Bluthochdruck, Diabetes mellitus, Fettstoffwechselstörung - benötigen zusätzlich Medikamente. Sie sollen die meist unter Belastung auftretende Durchblutungsstörung des Herzens verhindern. Dies gelingt durch die Senkung des Sauerstoffverbrauches (Betarezeptorenblocker), die Entlastung des Herzens durch ein zu großes Blutangebot (Nitrate) und durch Gefäßerweiterung (Kalziumantagonisten). Meist verwendet man eine Kombination von jeweils zwei dieser Medikamente. Durch diese Maßnahmen wird die Durchblutungsstörung des Herzmuskels und die sie häufig begleitende Angina pectoris (Brustenge) vermindert und hierdurch die Leistungsfähigkeit des Patienten normalisiert. Wenn trotz dieser Basistherapie gelegentlich Angina-pectoris-Beschwerden auftreten, kann die akute Gabe von Nitraten die Brustschmerzen lindern.

Grundlage der medikamentösen Therapie ist für alle Patienten mit koronarer Herzkrankheit - unabhängig von ihren Symptomen - die Einnahme von Aspirin, etwa 100 mg täglich. Durch dieses Medikament soll die Verklumpung von Blutplättchen und damit die Blutgerinnselbildung in den Herzkranzgefäßen verhindert werden.

Bei der Mehrzahl der Patienten mit stabiler koronarer Herzkrankheit (gelegentliche Angina-pectoris-Anfälle unter Belastung) sind diese Maßnahmen ausreichend. Einige Patienten benötigen jedoch zusätzliche therapeutische Verfahren.

43. Kann der Stent die Bypassoperation ersetzen? Patienten mit Einengungen der Herzkranzgefäße, die trotz medikamentöser Therapie nicht beschwerdefrei sind, benötigen eine interventionelle (Dilatation und Stent-Implantation) oder operative Therapie (Bypassoperation).

Seit langer Zeit steht für diese Patienten die Bypassoperation zur Verfügung. Bei dieser Operation werden die Engstellen der Herzkranzgefäße mit Gefäßen des eigenen Körpers überbrückt. Sie verbinden die aufsteigende Körperschlagader mit dem Herzkranzgefäß «hinter» der Einengung. Diese wird durch die Gefäßbrücke gewissermaßen überbrückt bzw. gebypasst. In den ersten Jahren wurden

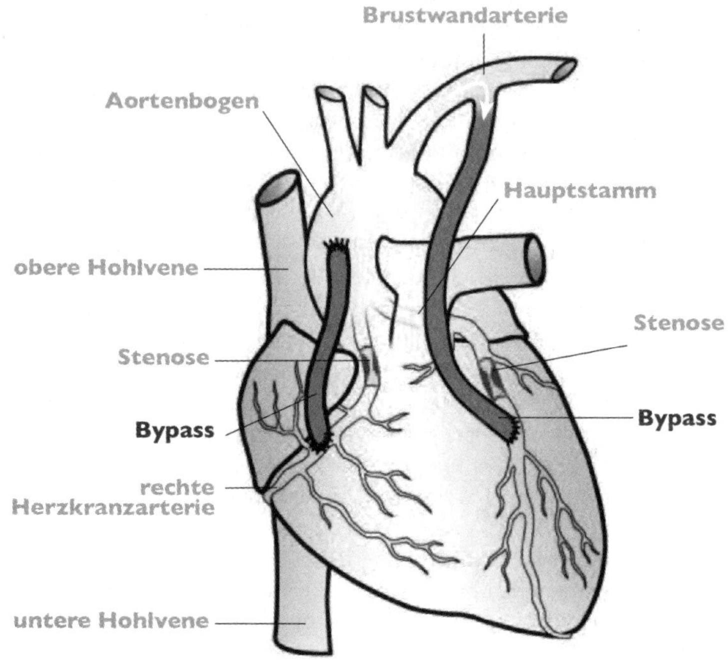

Abbildung 4: Aortokoronare Bypassoperation mit Bypässen zur vorderen absteigenden Arterie (Hauptast der linken Kranzarterie) und zur rechten Herzkranzarterie.

hierzu Beinvenen verwandt, später überwiegend Arterien - hauptsächlich die linke Brustwandarterie (Abbildung 4).

Naheliegender als die Umgehung der Einengungen mit Gefäßen wäre es gewesen, die Einengungen direkt zu beseitigen. Auf chirurgischem Wege war dies nicht möglich. Es war daher eine Sensation und anfangs hoch umstritten, die Einengungen von der Gefäßinnenseite (ohne chirurgische Eröffnung des Gefäßes) beseitigen zu wollen. Der Erfinder dieses Verfahrens hatte dies von Kollegen abgeschaut, die sich mit den Einengungen der Bein- und Beckengefäße beschäftigten. Mit Abwandlungen übertrug er die Kathetertechnik auf die Einengungen in den Herzkranzgefäßen. Anfangs erschien diese Technik den meisten Kardiologen zu riskant. Doch im Laufe

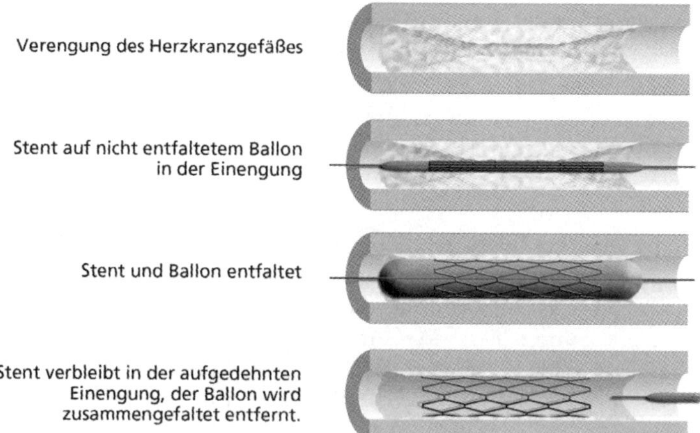

Abbildung 5: Behandlung einer Verengung eines Herzkranzgefäßes mit einem Stent

der Zeit setzte sich dieses Verfahren dank erheblicher technischer Verbesserungen zunehmend durch. Meilensteine dieser Entwicklung waren die Einführung der Gefäßstütze und deren Beschichtung mit Medikamenten, um eine Wiedereinengung zu verhindern. Bei der heute üblichen Technik wird der Ballon, auf den der Stent aufgebracht ist, über einen Herzkatheter in die Einengung des Herzkranzgefäßes eingebracht und der Stent durch Aufblasen des Ballons in die Gefäßwand gepresst. Anschließend wird der entlüftete Ballon wieder entfernt. Der Stent bleibt als dauerhafte Stütze in der Gefäßwand (Abbildung 5).

Was für den einzelnen Patienten das optimale Therapieverfahren ist – Stent-Implantation oder Bypassoperation –, richtet sich nach der Koronaranatomie, Lokalisation, Anzahl und Art der Koronargefäßeinengungen bzw. Verschlüsse sowie nach dem Ausmaß der Funktionsstörung der linken Herzkammer. Zu bedenken ist auch das operative Risiko. Dies alles zu beurteilen und abzuwägen obliegt einer gemeinsamen Konferenz zwischen Kardiologen und Herzchirurgen. Bei dieser Konferenz soll festgelegt werden, welche Maßnahme für den Patienten längerfristig erfolgreich ist. In Notfallsituationen ist häufig die Stent-Implantation das optimale Verfahren. Dies gilt auch für die meisten Ein- und Zweigefäßerkrankungen (Einengungen jeweils nur in ein oder zwei Herzkranzgefäßen). Für den längerfristigen Therapieerfolg ist bei zahlreichen und komplizierten Koronargefäßeinengungen die Bypassoperation zu bevorzugen. Dies insbesondere dann, wenn komplexe Koronargefäßveränderungen an allen drei Hauptgefäßen und/oder am Hauptstamm der linken Herzkranzarterie vorliegen.

44. Ist eine komplett arterielle Bypassoperation möglich? Die komplette arterielle Bypassversorgung stellt nach Meinung der meisten Fachleute das Optimum der koronarchirurgischen Therapie dar. Trotzdem kommt dieses Verfahren nur bei etwa einem Viertel der Bypassoperierten in Deutschland zur Anwendung. Die Mehrzahl der Patienten wird dagegen nach «Schema F» mit der linken Brustwandarterie und zusätzlichen Venenbypässen versorgt (Abbildung 4). Dabei wird in Kauf genommen, dass Venenbypässe langfristig nur begrenzt haltbar sind und dadurch bei vielen Patienten erneute Eingriffe notwendig werden.

Eine weitere Modifikation der Bypassoperation findet in den letzten Jahren zunehmend Anwendung. Die Operation am schlagenden Herzen, das heißt ohne Herz-Lungen-Maschine, die sogenannte OPCAB-Operation (off pump coronary artery bypass operation). Diese Technik bietet insbesondere für Patienten Vorteile, die schwere arteriosklerotische bzw. atherothrombotische Auflagerungen in der aufsteigenden Aorta haben. Durch Manipulation an der Aorta wie Kanülierung und Abklemmung kann es zu thromboembolischen Schlaganfällen kommen. Da die Aorta bei dieser Technik unberührt bleibt, kann man die gefürchteten perioperativen Schlaganfälle weitgehend vermeiden. Ansonsten sind die Ergebnisse der «On and off pump»-Bypasschirurgie nicht unterschiedlich. OPCAB-Technik und komplett arterielle Revaskularisation lassen sich gut miteinander kombinieren.

Eine komplette arterielle Bypassversorgung wurde und wird mit unterschiedlichen Techniken durchgeführt. Besonders bewährt hat sich folgendes Vorgehen: Versorgung des vorderen absteigenden Gefäßes und von deren Seitenästen mit der linken Brustwandarterie. Die rechte Brustwandarterie wird dagegen als freies Transplantat auf die linke Brustwandarterie in einem sogenannten T-Graft aufgenäht und mit ihr die Seitenäste der Circumflexarterie und der distalen rechten Koronararterie versorgt. Wichtig ist, dass die zahlreichen

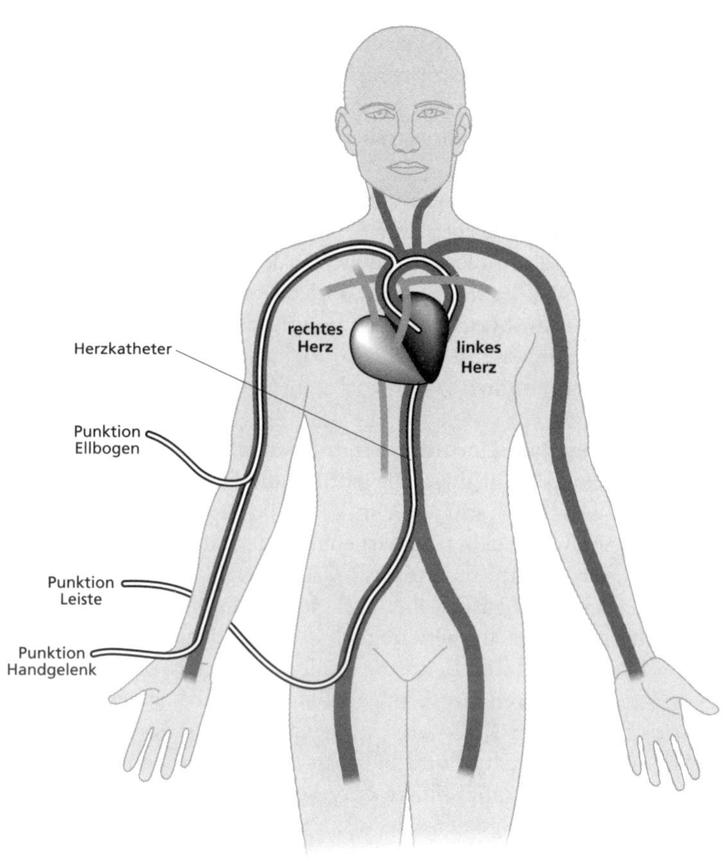

Abbildung 6: Der Weg des Herzkatheters zum Herzen. Anstelle der Leistenarterie wird heutzutage zumeist die Vorderarmarterie (Arteria radialis) am Handgelenk benutzt.

Seitenäste beider Brustwandarterien unterbunden und die begleitenden Venen erhalten werden.

Mit diesem Verfahren lassen sich mit oder ohne Herz-Lungen-Maschine nahezu alle bypassbedürftigen Patienten versorgen. Die Akut- und Langzeitergebnisse dieser Operation sind hervorragend, auch nach langer Zeit sind Verschlüsse von Bypässen oder Anastomosen eine Rarität. Die perioperative Mortalität sollte bei unter 1 % liegen, ebenso gering die Häufigkeit schwerer postoperativer Komplikationen, wie Schlaganfall, Herzinfarkt, Nierenversagen und Infektion des Brustbeins.

Fazit: Bevor man sich einer Bypassoperation unterzieht, sollte man Informationen über das geplante technische Vorgehen und die Operationsergebnisse einholen. Ich selbst würde mich nur in einem Zentrum operieren lassen, das – je nach Indikation – sowohl mit als auch ohne Herz-Lungen-Maschine operiert und die komplette arterielle Revaskularisation – wenn technisch möglich – in der oben beschriebenen Weise durchführt.

45. Ist die Herzkatheteruntersuchung ersetzbar? In der Erwachsenenkardiologie steht dieser Begriff für die Darstellung der Herzkranzgefäße mittels Kathetertechnik (Abbildung 6). Hierbei werden die Kranzgefäße mit dem Herzkatheter sondiert und unter Röntgenkontrolle wird Kontrastmittel injiziert. Obwohl das Risiko dieser Untersuchung gering ist, wollen viele Patienten diese diagnostische Maßnahme – wenn immer möglich – vermeiden. Die technische Möglichkeit dafür bietet heute die moderne Computertomographie. Diese wird am Herzen mit verschiedenen Techniken eingesetzt:

- Der sogenannten Kalkscore-Untersuchung ohne Kontrastmittel: Mit spezieller Technik und Software können die Kalkablagerungen in den Herzkranzgefäßen dargestellt werden. Diese Kalkablagerungen sind Folge der Arteriosklerose. Je höher der Kalkgehalt in den Gefäßen, desto stärker ausgeprägt die Arteriosklerose. Aber auch ein hoher Kalkgehalt ist nicht immer mit Einengungen in den Herzkranzgefäßen verbunden. Andererseits gibt es Einengungen auch dann, wenn keine Verkalkungen vorliegen.
- Der Koronarangiographie mittels Computertomographie. Ausschließlich diese Technik gestattet die Darstellung der Herzkranzgefäße und kann bei bestimmten Patienten die Herzkatheteruntersuchung ersetzen. Hierbei wird Kontrastmittel in eine Vene injiziert und das Herz mit einer speziellen Technik und Software aufgenommen.

Eine Indikation zur Durchführung der Koronarangiographie mittels Computertomographie besteht bei Patienten mit untypischer

Angina-pectoris-Symptomatik (Brustschmerzen) und einer mittleren Wahrscheinlichkeit für das Vorliegen von Koronargefäßstenosen. Die Wahrscheinlichkeit wird nach Lebensalter, Geschlecht und Vorliegen kardiovaskulärer Risikofaktoren abgeschätzt. Liegt die Wahrscheinlichkeit höher, ist eine Herzkatheteruntersuchung das bessere Verfahren.

Bei älteren Patienten besteht häufig Gefäßkalk, der die Interpretation der CT-Koronarangiographie deutlich erschwert. Dann werden in solchen Fällen Engstellen vorgetäuscht, die gar nicht vorhanden sind. Daher sollte nach meiner Erfahrung bei einem Kalkscore von über 400 auf die Durchführung einer CT-Koronarangiographie verzichtet werden.

Der eingesetzte Computertomograph sollte mindestens 64 Schichten gleichzeitig aufnehmen können. Technische Weiterentwicklungen sind Computertomographen mit zwei Röntgenstrahlern oder mit der Möglichkeit, bis zu 320 Schichten gleichzeitig aufzunehmen. Die Aufnahme der Bilder erfordert die Einspritzung eines jodhaltigen Kontrastmittels über eine Armvene. Das Zeitfenster, zu der die Bildaufnahme erfolgt, ist an das EKG gekoppelt. Sie erfolgt zu einem Zeitpunkt, zu dem sich das Herz besonders wenig bewegt. Die Strahlenbelastung mit dieser Technik ist gering. Sie liegt heute in der Größenordnung von 1 bis 2 mSv, das heißt nur wenig höher als die einer Röntgen-Untersuchung des Brustkorbs.

Wenn das Herz schwach wird

46. Wie macht sich Herzschwäche bemerkbar? Herzschwäche ist die Unfähigkeit des Herzens, den Körper ausreichend mit Blut zu versorgen. Sie tritt in zwei Formen auf:

- als *systolische Herzschwäche:* Dem Herzen fehlt die Kraft, ausreichend Blut in den Kreislauf zu pumpen. Die Pumpleistung des Herzens wird in der Auswurffraktion (Ejektionsfraktion) ausgedrückt. Das Herz sollte mehr als 50 % des Blutvolumens auswerfen, das sich am Ende der Diastole in der linken Herzkammer befindet. Das ist beim gesunden Herzen der Fall. Bei systolischer Herzschwäche liegt sie bei unter 40 %.
- als *diastolische Herzschwäche:* Die Wand des Herzmuskels ist versteift, es fehlt ihr die Elastizität, rechtzeitig und vollständig zu erschlaffen. Dadurch ist die aufgenommene Blutmenge unzureichend. Entsprechend unzureichend ist die ausgeworfene Blutmenge pro Schlag, obwohl die Auswurffraktion ganz normal ist. Als Folge wird auch bei der diastolischen Herzinsuffizienz der Körper, insbesondere unter Belastung, nicht ausreichend mit Blut versorgt.

Nach dem zeitlichen Auftreten unterscheidet man zwischen akuter und chronischer Herzschwäche.

Die *akute Herzschwäche* beginnt plötzlich. Innerhalb von Minuten oder Stunden lässt die Herzleistung erheblich nach. Es kommt in Ruhe zu körperlicher Schwäche und Atemnot. Die Durchblutung lebenswichtiger Organe nimmt gefährlich ab. Eine Minderdurchblutung des Gehirns führt zur Bewusstseinstrübung. Da das Herz nicht genügend Blut auswirft, staut sich das Blut im Lungenkreislauf. Hier tritt Blutflüssigkeit in das Lungengewebe und behindert den Gasaustausch, so dass zu wenig Sauerstoff aufgenommen wird. Man spricht bei der Flüssigkeitsansammlung von Blutbestandteilen in den Lungenbläschen von einem Lungenödem. Patienten haben dann extreme Atemnot, Schaum in den Atemwegen sowie Vernichtungsangst. In dieser Situation ist sofortige Therapie notwendig.

Anders die *chronische Herzschwäche.* Sie beginnt schleichend und anfangs meist unbemerkt. Sie macht sich am frühesten durch Atemnot bei Belastung und Abnahme der körperlichen Leistungsfähigkeit bemerkbar. Die Patienten haben Mühe, die Treppe hinaufzukommen, fühlen sich abgeschlagen und müde. Im Laufe der Zeit kommt es zur Einlagerung von Flüssigkeit im Bereich der Füße und Knöchel. Bei Belastung spüren die Patienten einen raschen Herzschlag, der sich bei Entlastung nur langsam normalisiert. Die Patienten bemerken eine Gewichtszunahme und den Zwang, nachts mehrfach Wasser zu lassen.

Die Beschwerden der chronischen Herzinsuffizienz werden nach der New York Heart Association (NYHA) nach dem Schweregrad klassifiziert:

- I: Keine Beschwerden
- II: Beschwerden bei starker körperlicher Belastung
- III: Beschwerden schon bei leichter Belastung
- IV: Beschwerden in körperlicher Ruhe

In diesem Sinne typische Beschwerden sind Atemnot, rascher Herzschlag und durch das Herz bedingte Leistungseinschränkung.

47. Warum macht der Herzmuskel schlapp? Der Herzschwäche liegen unterschiedliche Ursachen zugrunde, am häufigsten eine koronare Herzkrankheit, aber auch hoher Blutdruck, Klappenerkrankungen, entzündliche Herzkrankheiten, genetisch bedingte Kardiomyopathien, also Herzmuskelerkrankungen, und angeborene Herzfehler. Die Ursache der Herzschwäche festzustellen ist zwingend notwendig, da hier der optimale therapeutische Ansatz liegt. Wenn möglich, sollten die Ursachen behandelt werden; dann kann die Herzschwäche gebessert oder sogar geheilt werden. Deshalb ist folgende Frage vor Einleitung einer Therapie zu beantworten: Gibt es eine Möglichkeit, die Herzschwäche durch Behandlung der zugrunde liegenden Krankheit zu bessern?

In Mitteleuropa ist die *koronare Herzkrankheit* (→ Frage 11) die häufigste Ursache der Herzschwäche. Sie entwickelt sich meist nach mehrfachen Herzinfarkten oder nach einem ausgedehnten ersten Infarkt. Unter diesen Umständen ist so viel Herzmuskel zerstört, dass sich durch einen Eingriff an den Herzkranzgefäßen (Bypassoperation oder Stent-Behandlung) meist keine Besserung der Herzschwäche erreichen lässt.

Zweithäufigste Ursache der Herzschwäche ist der langjährige, nicht ausreichend behandelte *Bluthochdruck* (→ Frage 75). Er führt auf Dauer zu einer Verdickung und Versteifung des Herzmuskels und ist so Ursache einer diastolischen Herzschwäche. Im fortgeschrittenen Stadium kommt es häufig zusätzlich zu einer systolischen Funktionsstörung und damit zum Bild der kombiniert diastolisch/systolischen Herzschwäche.

Eine andere Ursache einer Herzschwäche sind *Kardiomyopathien.* Diesen liegen häufig genetische Ursachen zugrunde. Bei der dilatativen Kardiomyopathie entsteht eine systolische Herzinsuffizienz mit Vergrößerung der linken Herzkammer und verminderter Herzkraft aller Wandabschnitte, bei der hypertrophen Kardiomyopathie eine diastolische Herzinsuffizienz mit einem Verlust der Elastizität vor allem der Wände der linken Herzkammer. Diese Erkrankungen sind zu unterscheiden von einer *primär entzündlichen Herzmuskelerkrankung*, die durch eine Virusinfektion bedingt ist. Hier kann es in seltenen Fällen zu einer akuten Herzinsuffizienz kommen, die sich auf Dauer zu einer systolischen chronischen Herzinsuffizienz entwickelt.

Ursache einer Herzinsuffizienz können *Herzklappenerkrankungen* sein. Dabei spielt nach der Häufigkeit besonders die Mitralklappeninsuffizienz und die Aortenklappenstenose eine Rolle. Um eine Herzinsuffizienz hervorzurufen, müssen diese Klappenerkrankungen von erheblichem Schweregrad sein.

Angeborene Herzfehler werden heutzutage im Säuglingsalter bzw. in der Kindheit diagnostiziert und operativ versorgt. Einige schwere Herzfehler können nicht komplett korrigiert werden. Bei diesen kann sich im Jugend- oder Erwachsenenalter – trotz erfolgreicher Operation – eine chronische Herzinsuffizienz entwickeln. Häufig wird sie wegen der fehlenden Überwachung dieser Patienten nicht oder zu spät diagnostiziert.

48. Wie wird die Herzschwäche diagnostiziert? Der Arzt erfährt Wesentliches durch die Vorgeschichte und die vom Patienten geklagten Beschwerden. Sie sind meist so typisch, dass er schon aufgrund des Beschwerdebildes eine Herzschwäche diagnostizieren kann. Dabei muss offenbleiben, ob es sich um eine systolische oder diastolische Herzschwäche handelt. Wichtig ist die körperliche Untersuchung:

Sind Stauungszeichen im großen oder kleinen Kreislauf vorhanden? Besteht eine Halsvenenstauung? Bestehen Zeichen der Rechtsherzinsuffizienz mit gestauter Leber? Meist berichtet der Patient in diesem Fall auch über Druckgefühl im Oberbauch. Ist das Herz vergrößert? Besteht ein normaler Rhythmus oder eine absolute Arrhythmie? Ist ein dritter Herzton zu hören als Ausdruck der veränderten Füllung des Herzens? Sind weitere Zusatztöne vorhanden? Sind pathologische Geräusche, wie das systolische Geräusch bei einer Mitralinsuffizienz, hörbar? Meist gelingt es dem Untersuchenden nicht, sicher zwischen einer systolischen und einer diastolischen Herzinsuffizienz zu unterscheiden.

Nach der körperlichen Untersuchung ist das EKG unverzichtbar. Ist der Herzrhythmus normal? Bestehen Zeichen der vermehrten linksventrikulären Muskelmasse? Gibt es Zeichen für eine Linksherzschädigung? Liegt zusätzlich eine Rechtsherzbelastung vor? Besteht ein Schenkelblock? Manchmal gibt das EKG Hinweise auf die Ursache der Herzschwäche.

Die beste Beurteilung der Herzsituation ermöglicht die Ultraschalluntersuchung (Echokardiographie). Sie gestattet es, mit einem Blick zwischen einer überwiegend systolischen und einer überwiegend diastolischen Herzschwäche zu unterscheiden. Wie ausgeprägt ist der Herzmuskel verdickt? Wie sehr ist die linke Herzkammer vergrößert? Betrifft die Schwäche des Zusammenziehens das gesamte linke Herz oder sind bestimmte Abschnitte des linken Herzens mehr betroffen als andere? Ist die rechte Herzkammer in der Größe normal und wie ist die Funktion? Wie sind die Herzklappen? Besteht eine hämodynamisch (die Strömungsdynamik des Blutes betreffende) bedeutsame Mitralklappeninsuffizienz? Besteht eine bisher nicht bekannte Aortenklappenstenose? Diese und andere Fragen können mit Hilfe der Echokardiographie präzise beantwortet werden.

Die Röntgenuntersuchung des Brustkorbs dient der Beurteilung von Lungenveränderungen und einer Blutstauung im Lungenkreislauf.

Gibt es Laboruntersuchungen, die für die Diagnose einer Herzinsuffizienz von Bedeutung sind? NT-proBNP (**N**-**T**erminales **pro**-**B**rain **N**atriuretisches **P**eptid) ist ein Eiweißhormon, das bei Erhöhung der Wandspannung des Herzens freigesetzt wird. Ist dieser Biomarker nicht erhöht, sind die Beschwerden des Patienten nicht durch eine Herzinsuffizienz bedingt. Sind die Werte erhöht, so stehen sie mit dem Ausmaß der Anspannung und zum Teil auch mit dem Ausmaß der Herzschwäche in Verbindung. Diese Werte können auch zur Therapiekontrolle bzw. Überwachung eingesetzt werden. Bei Erfolg der Therapie sollte der Wert des NT-proBNPs sinken.

Weitere diagnostische Maßnahmen wie die Kardio-CT-Untersuchung sowie die Magnetresonanztomographie (beide mit Kontrastmittel) dienen der Abklärung der Ursache der Herzinsuffizienz. Bei der Mehrzahl der Patienten mit einer neu diagnostizierten chronischen Herzinsuffizienz muss sowohl eine Links- als auch eine Rechtsherzkatheteruntersuchung mit Messung der Druckwerte im kleinen Kreislauf sowie Darstellung der Herzkranzgefäße durchgeführt werden.

49. Was kann man gegen Herzschwäche tun? Eine ganze Menge. Das Wichtigste ist, die Herzschwäche frühzeitig zu diagnostizieren. Je frühzeitiger die Therapie einsetzt, desto effektiver ist sie.

Ein zweiter wichtiger Grundsatz: Es ist zwingend notwendig, dass die Ursache der Herzschwäche abgeklärt wird. Den besten therapeutischen Ansatz bietet die Behandlung der Grundkrankheit.

Gleich wichtig an dritter Stelle steht der Grundsatz: Der behandelnde Arzt, am besten Kardiologe, muss den Patienten ausreichend und umfassend über seine Krankheit informieren. Er muss ihn darüber aufklären, dass eine chronische Herzschwäche die Tendenz hat fortzuschreiten und dass eine konsequente Therapie zwingend notwendig ist.

Die Therapie bei chronischer Herzschwäche ist nicht nur darauf gerichtet, das Leben zu verlängern, sondern die Beschwerden so zu bessern, dass sich der Patient wohler fühlt und das Leben wieder genießen kann. Das Konzept umfasst je nach Diagnose und Schwere der Herzinsuffizienz:

- Behandlung der Ursachen
- Medikamente
- Bewegung und körperliches Training
- Spezifische Herzschrittmachersysteme

Zur Behandlung der Ursachen gehören die Operation defekter Herzklappen, die sorgfältige Einstellung des hohen Blutdrucks und die operativen bzw. interventionellen Maßnahmen bei koronarer Herzkrankheit.

Zum Konzept der medikamentösen Therapie zählt die Behandlung mit Betarezeptorenblockern, ACE-Inhibitoren beziehungsweise

Angiotensinrezeptorblockern, Aldosteronantagonisten und, wenn notwendig, Diuretika (flüssigkeitstreibende Mittel). Wichtig ist dabei, dass alle Medikamente einschleichend dosiert werden, mit niedriger Dosierung beginnend. Wichtig ist außerdem, dass der Patient versteht, warum er welche Medikamente einnimmt. Auch einem Laien kann man erklären, weshalb er ein bestimmtes Medikament benötigt.

Viele Patienten gewöhnen sich nur schwer daran, auf Dauer mehrere Medikamente täglich einzunehmen. Dies ist bei Herzschwäche unumgänglich. Viel schwieriger und weniger effektiv als die bisher besprochene systolische lässt sich die diastolische Herzschwäche behandeln. Das Behandlungsprinzip ist hier – solange keine Medikamente verfügbar sind, die spezifisch die Elastizität des Herzmuskels verbessern –, die Herzfrequenz zu senken, um die Füllungszeit (Diastole) zu verlängern. Dies kann man durch Betarezeptorenblocker, aber auch durch Ausdauer- und Krafttraining erreichen.

Früher galt bei Herzschwäche körperliche Schonung und möglichst Vermeidung von Belastungen. Heute weiß man: Bewegung hilft Patienten mit Herzschwäche. Die Leistungsfähigkeit kann durch dosiertes körperliches Training um etwa 10 bis 25 % verbessert werden. Attraktiv für den Patienten ist daran: Er muss weniger häufig ins Krankenhaus und er lebt länger. Beim Training sollte der Kraftaufwand im Vergleich zum Bewegungsaufwand gering sein. Es hat sich bewährt, dass das Training der Patienten mit Herzschwäche unter Aufsicht von Sporttherapeuten oder Ärzten begonnen wird.

50. Gibt es Fortschritte in der medikamentösen Therapie? Der letzte Meilenstein in der medikamentösen Therapie der Herzschwäche liegt mehr als 20 Jahre zurück: zunächst die Einführung der ACE-Inhibitoren und später der Sartane, der blutdrucksenkenden und gefäßerweiternden Wirkstoffe. Mit dieser Therapie konnten Lebenserwartung und Lebensqualität von Patienten mit systolischer Herzschwäche entscheidend verbessert werden.

Bei Herzschwäche mit eingeschränkter Auswurfleistung setzt das Herz Stoffe frei, die zu Gefäßerweiterung und Steigerung der Nierendurchblutung und damit zu einer vermehrten Ausscheidung von Flüssigkeit führen. Diese Effekte sind erwünscht. Leider baut der Körper diese Stoffe, die natriuretischen Peptide, innerhalb von Minuten wieder ab, so dass sie nur über kurze Zeit wirken können. Bei einer Verhinderung des Abbaus könnte die Wirkung dieser körpereigenen Stoffe länger anhalten und im Sinne einer medikamentösen Therapie genutzt werden. Eine Substanz, die den Abbau dieser körpereigenen natriuretischen Peptide hemmt, ist *Sacubitril.*

Das seit kurzem verfügbare Kombinationspräparat *Entresto* enthält die neue Substanz Sacubitril und das lang bewährte Sartan *Valsartan.* In einer großen wissenschaftlichen Studie mit mehr als 8000 Patienten mit Herzschwäche aufgrund einer eingeschränkten Pumpfunktion hat man zeigen können, dass in der mit Entresto behandelten Patientengruppe deutlich weniger Todesfälle durch Herz-Kreislauf-Erkrankungen aufgetreten waren als in der mit einem ACE-Hemmer behandelten Vergleichsgruppe. Auch die Zahl der Krankenhausaufenthalte wegen Herzschwäche war in der Entresto-Gruppe deutlich niedriger als in der Kontrollgruppe.

Was sind die Nebenwirkungen dieses neuen Therapieprinzips? Blutdruckabfälle, die zu Beschwerden führten, waren in der Entresto-Gruppe häufiger (14 %) als in der mit Enalapril behandelten Vergleichsgruppe (9,2 %). Es stellte sich heraus, dass jene Patienten mit einem besonders starken Blutdruckabfall reagierten, die zuvor intensiv mit flüssigkeitstreibenden Mitteln (Diuretika) behandelt worden waren.

Noch sind die Erfahrungen mit diesem neuen Medikament begrenzt, insbesondere liegen Langzeitergebnisse noch nicht vor. Bevorzugt mit Entresto sollten Patienten behandelt werden, bei denen trotz Behandlung mit ACE-Hemmern oder Sartanen die Herzschwäche weiter zunimmt. Nach klinischen Erfahrungen kommt es bei einer Reihe dieser Patienten unter der Entresto-Therapie zu einer deutlichen Besserung der Herzschwäche.

51. Ist Eisenmangel Ursache oder Folge von Herzschwäche? Bislang war es unüblich, bei Herzschwäche die Laborparameter des Eisenstoffwechsels zu überprüfen. Anlass hierzu bestand allenfalls, wenn der Patient gleichzeitig eine Blutarmut hat. Eisenmangel gibt es bei Herzschwäche aber auch ohne jede Blutarmut.

Eisenmangel trägt zur Einschränkung der körperlichen Leistungsfähigkeit und der Lebensqualität bei. Ob auch das Fortschreiten der Herzschwäche und der vorzeitige Herztod durch Eisenmangel mitbedingt sind, ist bis heute ungeklärt. Die experimentellen Ergebnisse sprechen aber in diesem Sinne.

Meistens spielen mehrere Ursachen eine Rolle. Wenn gleichzeitig eine Blutarmut besteht, muss geprüft werden, ob der Patient bislang unbemerkt Blut über den Magen-Darm-Trakt verliert. Die Blutungsquellen solcher Mikroblutungen sind häufig schwierig zu finden. Eisen wird bei Patienten mit Herzschwäche vermindert aus dem Darm aufgenommen und vermehrt im Organismus benötigt. Auch der Herzmuskel benötigt Eisen. Nach experimentellen Befunden ist der Eisengehalt im insuffizienten Herzmuskel vermindert.

In Anbetracht der Häufigkeit und klinischen Folgen des Eisenmangels sollte bei allen Patienten mit systolischer Herzschwäche und einer Auswurffraktion von weniger als 45 % sowie Symptomen einer Herzinsuffizienz routinemäßig der Eisenstoffwechsel überprüft werden. Gemessen werden sollten in einer Blutprobe Ferritin (Speichereisen), Transferrin (Transporteisen) und der Hämoglobinwert. Definitionsgemäß besteht ein Eisenmangel bei einem Ferritin-Wert unter 100 ng/ml. Liegt der Ferritin-Wert zwischen 100 und 300 ng/ml, besteht ein Eisenmangel dann, wenn das Transportprotein für Eisen zu weniger als 20 % mit Eisen besetzt ist. Von einer Anämie spricht man, wenn der Hämoglobin-Wert bei weniger als 12 bis 14 g/dl liegt.

Durch Zufuhr von Eisen lässt sich eine Verbesserung der körperlichen Leistungsfähigkeit und der Lebensqualität erreichen. Dies ist zumindest in kontrollierten klinischen Studien gesichert.

Über eisenhaltige Tabletten ist die effektive Zufuhr von Eisen nicht möglich. Sie ist durch wiederholte intravenöse Gabe von 500 bis 1000 mg Eisen als Carboxymaltose zu erreichen. In der Dauertherapie muss diese Injektion etwa alle drei Monate erfolgen.

52. Wer profitiert von der kardialen Resynchronisationstherapie? Durch Herzerweiterung und Narbenbildung kann es zu einer Schädigung des spezifischen Erregungsleitungssystems kommen. Als Folge finden sich bei rund 25 % der Patienten mit systolischer Herzschwäche eine Verbreiterung des QRS-Komplexes und ein Linksschenkelblock (bei Patienten mit linksventrikulärer Schädigung sind Linksschenkelblock und QRS-Verbreiterung Folge dieser Schädigung). Durch den Linksschenkelblock wird die linke Herzkammer nicht nur verspätet, sondern auch asynchron erregt: Die Herzscheidewand zieht sich als Erstes zusammen, die freie Wand der linken Herzkammer folgt mit einer deutlichen Verzögerung, zum

Teil erst dann, wenn die Herzscheidewand schon wieder erschlafft. Das führt zu einer ineffektiven Auswurfleistung.

Die kardiale Resynchronisationstherapie (abgekürzt CRT für *cardiac resynchronisation therapy*) ist bei diesen Patienten besonders wirksam. Von ihr profitieren Patienten im fortgeschrittenen Stadium der Herzinsuffizienz mit einer Verbreiterung des QRS-Komplexes im EKG von mindestens 130 ms bei Linksschenkelblock und mindestens 150 ms bei einer QRS-Verbreiterung, die nicht einem Linksschenkelblockbild entspricht. Aber auch bei Patienten mit weniger deutlich ausgeprägter Herzinsuffizienz (NYHA II) kann die Implantation eines CRT-Systems nützlich sein, wenn die QRS-Breite über 130 ms bei Linksschenkelblock und 150 ms ohne Linksschenkelblock liegt.

Zur Durchführung dieser Therapie wird heute meistens ein sogenannter Dreikammerschrittmacher implantiert. Das System besteht aus einem Aggregat, das in der Regel unterhalb des Schlüsselbeines implantiert wird und an das drei Sonden angeschlossen sind. Diese werden über die Schlüsselbeinvene in den rechten Vorhof und in die Spitze der rechten Herzkammer platziert. Das Besondere am CRT-System ist, dass die dritte Sonde, die zur elektrischen Reizung der linken Herzkammer dient, über die große Herzvene in einer kleinen Seitenvene platziert wird, die über der Seitenwand der linken Herzkammer liegt. Durch die vorzeitige Stimulation dieser Region wird die verspätete Aktivierung der freien Wand der linken Herzkammer aufgehoben. Die linke Herzkammer schlägt nun wieder nahezu synchron. Dadurch wird die Pumpkraft des Herzens deutlich verbessert und bei Undichtigkeit der Mitralklappe in vielen Fällen das Ausmaß des Blutrückflusses von der linken Herzkammer in den linken Vorhof vermindert.

Diese Therapie verbessert die Lebensqualität, die körperliche Leistungsfähigkeit und die Lebenserwartung.

Da die Mehrzahl dieser Patienten durch einen plötzlichen Herztod bedroht ist, wird das CRT-System mit einem Defibrillator in einer Batterie und über die gleichen Elektroden integriert. Das implantierte Gerät heißt dann CRT-D (steht für kardialer Resynchronisation-Therapie-Defibrillator).

53. Wie lange kann man mit einem transplantierten Herzen überleben? Dies ist eine der Fragen, die Patienten stellen, wenn eine Herztransplantation als letztmögliche Therapie vorgeschlagen wird. Etwa 75 bis 80 % der Patienten überleben heute mindestens ein Jahr, nach fünf Jahren leben noch etwa 70 % und nach zehn Jahren über 60 %. Es gibt aber durchaus auch Patienten, die mehr als 20 Jahre mit einem Spenderherzen leben.

Weitere häufige Fragen sind:

Angenommen, ich entscheide mich für die Herztransplantation. Wie lange ist die durchschnittliche Wartezeit? Für die Transplantation sind im wesentlichen Blutgruppe, Rhesusfaktor, Körpergröße und Körpergewicht entscheidend. Leider hat die Wartezeit in den letzten Jahren zugenommen, da immer weniger Spenderherzen zur Verfügung stehen. Sie liegt realistisch gesehen zwischen drei und zwölf Monaten.

Wie hoch ist das Operationsrisiko? Die Gefahr, während des Eingriffs oder innerhalb der ersten 30 Tage nach der Operation zu sterben, liegt bei etwa 10 %. Es ist damit deutlich höher als das Risiko einer Klappen- oder Bypassoperation. Die wichtigsten Ursachen für das Misslingen sind: Das Spenderherz nimmt seine Funktion nicht auf. Das ist zum Glück sehr selten. Häufigste Gründe sind dagegen schwere Infektionen, etwa im Bereich der Atemwege und eine akute Abstoßung des Spenderherzens.

Muss ich nach der Transplantation weiter Medikamente einnehmen? Ja, die immunsuppressive Therapie – zur Unterdrückung einer Abstoßungsreaktion – muss lebenslang eingenommen und kontrolliert werden. Es kann durchaus sein, dass Sie in der Zeit nach der Transplantation eine Abstoßungsreaktion bzw. Infektion durchmachen, die sofort behandelt werden muss. Erfolgreich transplantierte Patienten müssen sich daher in festgelegten Abständen in der Transplantationsambulanz vorstellen.

Viele Männer fragen: *Wie steht es mit meinem Sexualleben nach der Transplantation. Darf ich Medikamente gegen Impotenz einnehmen?* Wenn Sie normal körperlich belastbar sind, gibt es beim Sexualleben keine Einschränkung. Medikamente gegen Impotenz dürfen eingenommen werden. Dabei gelten dieselben Vorsichtsregeln wie für andere Patienten, zum Beispiel keine gleichzeitige Einnahme von Nitropräparaten.

Und schließlich fragen viele Patienten: *Was bringt mir die Transplantation eigentlich?* Die Antwort ist einfach. Eine deutliche Lebensverlängerung, im Einzelfall sogar eine normale Lebenserwartung. Viel wichtiger: Sie können nach erfolgreicher Transplantation ein normales Leben führen und so gut wie ohne Einschränkung im Alltag leben, wie andere Menschen auch.

54. Wann werden Unterstützungssysteme und Kunstherzen eingesetzt? Sie kommen in folgenden Situationen zur Anwendung:
- Zur Überbrückung bis zu einer Herztransplantation
- Zur Unterstützung des Herzens bei einer vorübergehenden Herzschwäche
- Als Dauertherapie

Als Überbrückung bis zur Herztransplantation: Es gibt immer wieder Patienten mit zunehmender Herzschwäche, die nicht mehr auf die Transplantation warten können. In solchen Fällen wird in der Regel ein Herzunterstützungssystem implantiert, mit einem Nachteil: Diese Patienten müssen bei einem gut funktionierenden Unterstützungssystem oder Kunstherzen in der Regel mehrere Jahre auf eine Transplantation warten.

Als Herzunterstützung bei einer vorübergehenden Herzschwäche: Unterstützungssysteme können auch zur vorübergehenden Unterstützung des Herzens eingesetzt werden. In den meisten Fällen ist es nicht möglich vorauszusagen, ob sich der Herzmuskel erholt oder nicht. Die Erholung des Herzens ist am wahrscheinlichsten bei einem Patienten mit durchgemachter Virusmyokarditis (durch Viren bedingte Herzmuskelentzündung). Eine Erholung des Herzens ist jedoch auch bei koronarer Herzkrankheit möglich. Offensichtlich wird das Herz durch die Tätigkeit des Unterstützungssystems entlastet und kann sich erholen. Ist dies der Fall, kann das Herzunterstützungssystem später ausgebaut werden.

Als Dauertherapie: In ausgewählten Fällen werden heutzutage Herzunterstützungssysteme auch als Dauertherapie eingesetzt. Bei diesen Patienten ist eine Transplantation nicht mehr vorgesehen. Hauptsächlich trifft dies auf Patienten über 70 Jahre zu oder auf Patienten, bei denen zusätzliche Krankheiten eine Transplantation unmöglich machen. Patienten mit Herzunterstützungssystem und Kunstherzen können nach intensiver Schulung des Patienten und der Angehörigen nach Hause entlassen werden. Die Überwachung erfolgt über Telemedizin und durch Koordinatoren, die die Patienten besuchen. Außerdem müssen sich die Patienten in regelmäßigen Abständen im implantierenden Zentrum vorstellen.

Beim Herzersatz ist der Patient auf einen Druckluftkompressor angewiesen, den er ständig mit sich führen muss und der über zwei Schläuche mit den Pumpkammern seines Kunstherzens verbunden ist. Es gibt allerdings heute kleine Druckluftkompressoren, die es dem Patienten ermöglichen, auch mit einem Kunstherzen nach Hause entlassen zu werden. Demgegenüber existieren unterschiedliche Herzunterstützungssysteme, die abhängig von der jeweiligen Krankheit des Patienten zum Einsatz kommen. Am häufigsten werden heutzutage elektrisch betriebene, kontinuierlich pumpende Systeme eingesetzt, die nur die linke Herzkammer unterstützen. Das kranke Herz wird im Körper belassen. Über einen Schlauch wird das Blut aus der Spitze der linken Herzkammer herausgeleitet und in die Hauptschlagader gepumpt. Der Patient kann mit diesem System seinen Alltag bewältigen. Die Batterie muss alle acht Stunden ausgetauscht werden.

55. Was sind die Risiken der Herzersatzes? Die Ergebnisse und Risiken der Operation hängen in erster Linie davon ab, in welchem Gesundheitszustand sich der Patient vor der Implantation befindet. Je kränker er ist, desto höher ist das Risiko. Sind bereits andere Organe, zum Beispiel Leber und Niere, durch die lang bestehende Herzschwäche stark geschädigt, ist das Risiko deutlich erhöht.

Der Schwierigkeitsgrad der Operation hängt davon ab, ob der Patient schon am Herzen operiert wurde. Viele Patienten hatten bereits eine Herzklappen- oder Bypassoperation. Wegen der Verwachsungen um das Herz besteht bei der erneuten Herzoperation die Neigung zu Blutungen. Der Operateur muss das Herz förmlich aus den Verwachsungen «ausgraben».

Ein seltenes, aber problematisches Ereignis ist das Versagen des rechten Herzens während der Implantation eines Linksherzunterstützungssystems. Tritt dies ein, kann es notwendig werden, kurzzeitig ein weiteres Unterstützungssystem für das rechte Herz einzusetzen. Im Langzeitverlauf gibt es immer wieder Infektionen an der Eintrittsstelle des stromzuführenden Kabels oder der Druckschläuche beim kompletten Herzersatz.

Bei 10 % der Patienten treten im Laufe des ersten Jahres Schlaganfälle auf. Um das Risiko hierfür zu minimieren, müssen alle Patienten mit Herzunterstützungssystemen oder Kunstherzen Marcumar/Warfarin und ASS einnehmen, mit dem Ziel, die Gerinnbarkeit des Blutes auf einen INR-Wert zwischen 2,5 und 3 einzustellen.

Wie bei allen technischen Geräten besteht das Risiko eines technischen Defektes. In den meisten Fällen lässt sich dieser durch Austausch des Steuerungscomputers beheben. Mechanische Defekte sind selten, kommen aber beim kompletten Herzersatz vor. Dann muss in einer großen Operation das gesamte System ausgetauscht werden.

Im Alltag stellt sich die Frage nach dem Risiko eines Herzersatzes in der Regel nicht. Patienten, die für einen Herzersatz infrage kommen, stehen so sehr «mit dem Rücken zur Wand», dass sie meistens jedes Risiko in Kauf nehmen, um mit einem Herzersatz versorgt zu werden.

56. Worunter leiden Patienten mit Herzschwäche besonders? Häufig wird ein Patient mit der ungünstigen Information, er habe eine Herzschwäche, allein gelassen. Dabei ist diese «Pumpe» doch für ihn der Motor des Lebens. Auf diese Information reagiert er mit Angst und Niedergeschlagenheit.

Besonders belastend ist das Erlebnis des Fortschreitens der Pumpschwäche. Mit zunehmenden Beschwerden hat er das Gefühl, seine bisherige Arbeit nicht mehr leisten zu können und körperlich nicht mehr fit zu sein. Sehr viel schlimmer ist es für ihn, im Alltag von Familie und Freunden nicht mehr für voll genommen zu werden. Besonders leidvoll erlebt er die Notwendigkeit, immer wieder Ärzte kontaktieren und ins Krankenhaus zu müssen.

Mit zunehmendem Schweregrad und zunehmender Dauer seiner Herzschwäche bemerkt er ein Nachlassen seiner geistigen Fähigkeiten (kognitive Beeinträchtigung). Was ist typisch für das Nachlassen der geistigen Fähigkeiten bei Herzinsuffizienz? Hören wir die Klagen eines Patienten:

«Ich habe Schwierigkeiten, mich zu erinnern, ich krieg es nicht mehr auf die Reihe, ich kann mich nicht konzentrieren, ich verliere im Gespräch den Faden, ich fühle mich einfach unsicher, ich habe Probleme, Entscheidungen zu treffen.»

Typisch ist, dass der Patient mit Herzschwäche am Ende doch alles schafft, aber nur unter sehr viel mehr Mühe und Zeitaufwand. Er bleibt von diesen Erfahrungen nicht unberührt, häufig leidet er darunter genauso wie unter seinen körperlichen Beschwerden. Beides nagt an seinem Selbstwertgefühl. Angst und Niedergeschlagenheit sind die Folge. Die Ursachen der kognitiven Beeinträchtigung sind vielfältig, an erster Stelle steht eine verminderte Durchblutung bestimmter Hirnareale.

Depressive Verstimmungen treten abhängig von der Krankheitssituation und dem Schweregrad der Herzinsuffizienz bei bis zu 50 % aller Patienten auf. Schwere depressive Störungen findet man bei 15 bis 20 %. Diesen Patienten muss man helfen!

Chronische Herzschwäche, begleitet von geistiger Beeinträchtigung sowie Depression und ängstlicher Verstimmung, tritt mit zunehmendem Lebensalter häufiger auf. Diese Menschen fühlen sich ausgegrenzt und isoliert. Weder die Familie noch die Gesellschaft gibt ihnen Rückhalt. Arztbesuche und Krankenhausaufenthalte werden immer häufiger. Andererseits spüren die Patienten die Ohnmacht der Ärzte und deren Unvermögen, das Fortschreiten der Herzschwäche aufzuhalten. Sie fangen an, sich immer weniger an die ärztlichen Empfehlungen zu halten. Schließlich setzen sie ihre Medikamente häufig ab und vernachlässigen sich selbst.

57. Lassen sich die seelischen Probleme bei Herzschwäche lindern? Durch die Einschränkung der geistigen Leistungsfähigkeit, die ängstliche Stimmung und die Neigung zu Depressionen ist die Lebensqualität des Patienten ganz erheblich eingeschränkt. Im Alltag spielen diese seelischen Störungen eine ebenso große Rolle wie die körperlichen Beschwerden.

Für eine schwere Depression bei Herzschwäche werden häufig Medikamente verschrieben, die Depressionen bessern sollen. Die meisten Antidepressiva sind nicht geeignet, da sie Herzrhythmusstörungen auslösen bzw. verstärken können. Sertralin und Escitalopram sind dagegen Antidepressiva, die bei Herzinsuffizienten in normaler Dosierung relativ sicher gegeben werden können. Nach übereinstimmenden Ergebnissen mehrerer kontrollierter Studien sind diese Medikamente jedoch bei Depressionen durch eine Herzinsuffizienz unwirksam. Zur Behandlung der seelischen Störungen bei Herzinsuffizienz müssen andere Verfahren eingesetzt werden:

- Psychotherapie
- Körperliches Training
- Ganzheitliche Betreuung

Man kann nicht davon ausgehen, dass *Psychotherapie* bei Herzschwäche die Lebenserwartung verbessert. Was man hingegen erreichen kann, ist eine Stimmungsaufhellung, eine Verminderung der Ängstlichkeit und eine Steigerung der Lebensqualität. Dies gelingt optimal mit der kognitiven Verhaltenstherapie, wenn sie mit körperlicher Aktivität bzw. mit Training kombiniert wird.

Körperliches Training steigert die Durchblutung bestimmter Gehirnbereiche und damit die geistige Leistungsfähigkeit. Es verbessert die Endothelfunktion (die Funktion der kleinen Gefäße) auch im Gehirn. Durch körperliches Training wird das vegetative Nervensystem aktiviert und die Muskulatur wieder aufgebaut. Körperliches Training über mindestens drei Monate vermindert die depressiven Symptome und die Häufigkeit stationärer Krankenhausaufnahmen. Neben den günstigen biologischen sollten auch die psychosozialen Effekte des Sports nicht unterschätzt werden. Individualisiertes Training kann Vertrauen in den Körper zurückgeben; Gruppentraining wird oft als sozial unterstützend erlebt.

Besonders erfolgversprechend ist eine *ganzheitliche Betreuung*, die Ärzte der verschiedenen Fachrichtungen in ein ausgearbeitetes Programm einbindet und miteinander vernetzt. Nicht nur die Herzschwäche, sondern auch die körperlichen Begleiterkrankungen müssen konsequent mitbehandelt werden. Aber das genügt nicht. Die geistige Leistungsfähigkeit muss ebenso im Fokus der Therapie stehen wie die Stimmung des Patienten. In Deutschland wurde an 1000 Patienten nachgewiesen, dass diese Art der Patientenbetreuung einer normalen Therapie durch Hausarzt und Kardiologen überlegen ist. Bei allen Patienten wurden durch das systematische Betreuungsprogramm Lebensqualität, körperliche Leistungsfähigkeit und Prognose günstig beeinflusst. Gerade ältere und schwer erkrankte Patienten profitieren besonders von der Telefonbetreuung. Außerdem werden ganzheitlich behandelte Patienten besser motiviert, selbständig ihre Therapie zu überwachen. Die Gespräche mit Ärzten oder spezialisierten Pflegekräften geben den Patienten seelischen Rückhalt.

58. Wie kann man Komplikationen bei Herzschwäche vermeiden? Der häufigste Grund für Komplikationen sind *Therapiefehler*. Verordnete Medikamente werden vergessen, abgesetzt oder ihre Dosis wird verringert. Weniger häufig kommt es vor, dass die Therapie mit Medikamenten nicht den Bedürfnissen des Patienten angepasst wird, einzelne Medikamente werden überdosiert, andere unterdosiert. Gefährlich kann eine Überdosierung bei wassertreibenden Mitteln (Diuretika) sein, da sie zu einer Beeinträchtigung der Nierenfunktion führen können.

Die häufigste schwere Komplikation der Herzschwäche ist die *Lungenstauung*, die sich zu einem *Lungenödem* (Wasseransammlung in den Lungenbläschen) entwickeln kann. Fällt die Herzleistung deutlich ab, staut sich das Blut vor dem Herzen. Folge davon ist der Eintritt von Flüssigkeit in das Lungengewebe und schließlich in die Lungenbläschen. Kennzeichnend für diesen Zustand ist die schwere Atemnot insbesondere beim flachen Liegen. Die Patienten husten, Flüssigkeit und Schaum kommen aus dem Mund. Das Lungenödem ist ein Notfall. In vielen Fällen ist es vermeidbar: Der Patient ist «überwässert», da er nicht mit genügend wassertreibenden Mitteln behandelt wurde. Der Patient hat zu viel Salz und Flüssigkeit zu sich genommen. Der Blutdruck ist nicht ausreichend behandelt. *Hohe Blutdruckwerte* können zum Lungenödem führen. Weniger dramatisch, aber ebenso gefährlich ist für den Patienten eine lang bestehende Stauung des Blutes in den Lungen («Lungenstauung»). Hierdurch kann es zu bakteriellen Lungenentzündungen kommen, da sich Bakterien gerne in «feuchten» Lungenabschnitten ansiedeln. Gerade bei alten Patienten mit chronischer Herzinsuffizienz sind *Lungenentzündungen* (Pneumonien) nicht selten Todesursache.

Eine weitere häufige Komplikation ist die *Einschränkung der Nierenfunktion*. Bei Herzschwäche wird die Niere vermindert durchblutet und reagiert auf ein Zuviel und ein Zuwenig an Flüssigkeitszufuhr mit einer Funktionseinschränkung. Harntreibende Medikamente können in hoher Dosierung zur weiteren Funktionsverschlechterung der Niere führen, die häufig schon durch eine Zuckerkrankheit oder einen länger bestehenden hohen Blutdruck vorgeschädigt ist.

Herzrhythmusstörungen können die Herzleistung weiter herabsetzen. Dies gilt sowohl für die zu langsame als auch die zu schnelle Herzschlagfolge. Klinisch wichtigste Arrhythmie bei Herzinsuffizienz ist die absolute Arrhythmie mit Vorhofflimmern. Bei dieser Arrhythmie schlägt das Herz nicht nur unregelmäßig, sondern meist auch zu schnell. Insbesondere bei systolischer Herzinsuffizienz sollten nur Rhythmusmedikamente eingesetzt werden, die nicht zusätzlich die Kraft des Herzmuskels beeinträchtigen. Eine nicht seltene

Komplikation ist ein *Absinken der Herzschlagfolge* in einem nicht erwünschten Ausmaß durch die Kombination von Medikamenten gegen Herzrhythmusstörungen und Betarezeptorenblockern. Gehäuft auftretende Extraschläge aus den Vorhöfen und aus den Herzkammern haben dagegen meist keine ungünstigen Auswirkungen auf die Herzleistung bei Herzschwäche.

Was noch am Herzen «kaputtgehen» kann

59. Sind angeborene «Herzfehler» heilbar? Noch vor 100 Jahren starben so gut wie alle Neugeborenen mit einer schwerwiegenden angeborenen Herzkrankheit. Ein halbes Jahrhundert später überlebten viele dieser Kinder das erste Jahr nicht. Dank riesiger Fortschritte in der Kinderherzchirurgie und Intensivmedizin überleben heute fast alle Kinder und gelangen ins Erwachsenenalter.

Bei den meisten schwerwiegenden angeborenen Herzkrankheiten kann man heute im Säuglingsalter mit einer Operation normale Kreislaufverhältnisse herstellen. Bei einigen komplexen Fehlbildungen benötigt man mehrere Eingriffe. Beispiele für diese komplexen Herzfehler sind die Trikuspidalklappenatresie (fehlende Trikuspidalklappe und hierdurch nicht funktionstüchtige rechte Herzkammer) und das hypoplastische Linksherzsyndrom (nicht funktionstüchtige linke Herzkammer). Neben diesen schwerwiegenden Herzfehlern gibt es weniger schwerwiegende, die durch eine Operation im Grunde dauerhaft geheilt werden können. Allerdings bedürfen beide Patientengruppen auch nach einer erfolgreichen Operation kontinuierlicher kardiologischer Nachkontrolle.

Demgegenüber stehen die leichtgradigen angeborenen Herzfehler, die durch eine Operation oder einen kathetertechnischen Eingriff komplett zu heilen sind (z. B. Vorhofseptumdefekt, Defekt in der Scheidewand zwischen den beiden Vorkammern). Diese Patienten benötigen in der Regel keine routinemäßigen kardiologischen Nachkontrollen und Therapie.

Der Eingriff an einem komplexen Herzfehler hinterlässt am Herzen bleibende Veränderungen wie Vernarbungen oder Störungen der Klappenfunktion, die sich auf Dauer auf die Funktion des Herzens auswirken. Man findet bei diesen Patienten nicht selten im Erwachsenenalter undicht schließende Herzklappen, eine beginnende Herzschwäche, bösartige Herzrhythmusstörungen und einen Hochdruck im kleinen Kreislauf. Diese Folgeerkrankungen können lebensbedrohlich sein.

Nach Schätzungen gibt es in Deutschland etwa 180 000 bis 280 000 Erwachsene mit angeborenen Herzfehlern (sog. EMAHs), die – fast alle erfolgreich operiert – offensichtlich nicht fachkardiologisch nachbetreut werden. Bei diesen ist die «Transition», d. h. der Übergang in die Versorgung durch die Erwachsenenmedizin, gescheitert.

Häufig ist in Wohnortnähe des Patienten ein fachkompetenter Kardiologe nicht verfügbar. Viele jugendliche Patienten setzen sich bei Eintritt in den Beruf oder die Ausbildung nicht mehr gerne mit ihrer Vorgeschichte auseinander. Die Herzoperation im Säuglingsalter wird vergessen und die daraus entstehenden Konsequenzen auch. Außerdem gibt es keine bundeseinheitliche Regelung für die Abrechenbarkeit der Versorgung dieser Patienten. Da ihre Zahl durch erfolgreiche Herzoperationen im Säuglingsalter weiter zunimmt, sind hier dringlich strukturelle Veränderungen in der Patientenversorgung notwendig.

Um die eingangs gestellte Frage zu beantworten:

Schwerwiegende angeborene Herzfehler sind trotz erfolgreicher Operation nicht heilbar. Die Patienten bedürfen einer lebenslangen fachkardiologischen Nachkontrolle.

60. Sind Aortenklappenfehler erblich bedingt? Der häufigste Aortenklappenfehler ist die im höheren Lebensalter auftretende Aortenklappeneinengung. Sie ist in aller Regel nicht erblich bedingt und kommt durch eine zunehmende Bindegewebs- und Kalkeinlagerung in Klappensegel und Halteapparat zustande. Die häufigste Ursache einer Undichtigkeit der Aortenklappe war früher die rheumatische Aortenklappenerkrankung. Heute dagegen handelt es sich meistens um die Folge einer abgelaufenen bakteriellen Entzündung der Klappe.

Die häufigste Ursache einer Aortenklappenerkrankung im jugendlichen bzw. mittleren Alter ist dagegen eine angeborene Anomalie der Klappe: die sogenannte *bikuspide Aortenklappe*. Normalerweise hat die Aortenklappe drei Segel, bei der bikuspiden Klappe dagegen nur zwei bzw. in den meisten Fällen zwei große sowie oft ein sehr kleines Segel. Nahezu immer ist die Öffnung dieser asymmetrischen Aortenklappe während der Austreibungsphase der linken Herzkammer zumindest leichtgradig eingeschränkt (Aortenklappenstenose). Meist schließt diese fehlangelegte Aortenklappe auch nicht komplett, so dass es zu einem mehr oder weniger starken Rückfluss vom Blut in die linke Herzkammer kommt (Aortenklappeninsuffizienz). Meist liegt bei diesen Klappen also sowohl eine leichtgradige Stenose als auch eine leichtgradige Aortenklappeninsuffizienz vor. Diese

Anomalie ist die häufigste Fehlbildung am menschlichen Herzen und kommt bei etwa 1 bis 2 % der Bevölkerung vor.

Schon früh stellte sich heraus, dass dieser Aortenklappenfehler in Familien gehäuft vorkommt. Gezielte Untersuchungen haben zur Erkenntnis geführt, dass derartige Anomalien bei etwa 25 % der unmittelbaren Nachkommen der Betroffenen vorliegen. Das Ausmaß der Veränderungen ist jedoch bei den Mitgliedern einer Familie unterschiedlich. Selten bedürfen die Patienten im Kindes- und Jugendalter schon einer operativen Behandlung. Allerdings kommt es bei diesen Herzklappen infolge des unnatürlichen Blutflusses häufiger zu bakteriellen Entzündungen, die zur Zerstörung der Klappe führen können. Diese Klappenentzündungen lassen sich durch eine vorbeugende oder rechtzeitige antibiotische Therapie verhindern. Im höheren Lebensalter neigen diese Klappen dazu, zu verkalken. Im Laufe der Zeit bildet sich meist eine höhergradige Aortenklappeneinengung. Patienten mit Aortenklappenfehlern bedürfen einer regelmäßigen kardiologischen Überwachung, dies gilt insbesondere für Patienten mit bikuspider Aortenklappe.

61. Ist das Herz ein Spielball unserer Gene? Zahlreiche Herzkrankheiten haben eine genetische Grundlage. So können kleinste Veränderungen in der Erbsubstanz - sogenannte Mutationen - allein oder in Kombination mit anderen Ursachen zur Entstehung von Herzkrankheiten führen. Zu unterscheiden sind die seltenen *monogenen*, durch ein einziges Gen verursachten Erkrankungen von den polygenen, den sogenannten *komplexen Erkrankungen*, an deren Entstehung mehrere Gene und meist auch Umweltfaktoren beteiligt sind.

Eine relativ häufige monogene Erkrankung ist die hypertrophe Kardiomyopathie. Von 500 Personen ist etwa eine betroffen. Die Mehrzahl der Betroffenen weiß nicht, dass sie krank ist, und hat keinerlei Beschwerden. Entdeckt wird die Krankheit meist per Zufall durch ein EKG oder durch eine Ultraschalluntersuchung des Herzens. Die Entdeckung kann aber auch dramatisch verlaufen. In seltenen Fällen kommt es unter starker körperlicher Belastung zu gefährlichen Rhythmusstörungen (Kammertachykardie, Kammerflimmern) und damit zum Herzstillstand. Wenn so etwas auf dem Sportplatz passiert, spielt sich das Drama vor den Augen der Zuschauer ab. Nur durch sofortige Wiederbelebung mit Herzmassage kann der Sportler gerettet werden.

Welche Rolle spielt die Vererbung?

Monogene Erkrankung	Komplexe Erkrankung
Familiäre Hypercholesterinämie	Koronare Herzkrankheit, Herzinfarkt
Kardiomyopathien • hypertrophe Kardiomyopathie • dilatative Kardiomyopathie • arrythmogene rechtsventrikuläre Dysplasie/Kardiomyopathie non-compaction Kardiomyopathie	Bluthochdruck
Herzrythmusstörungen • Long-QT-Syndrom • Brugada-Syndrom • katecholaminerge polymorphe ventrikuläre Tachykardie	Vorhofflimmern
Herzklappen- und Gefäßerkrankungen • Brustaorta-Aneurysma • Mitralklappenprolaps	Periphere arterielle Verschlusskrankheit
Angeborene Herzfehler	Schlaganfall

Tabelle 1: In der Tabelle finden sich Beispiele für häufige monogene und komplexe Erkrankungen (nach *Herz Heute* 1/2017).

Wie macht die Mutation den Herzmuskel krank? Das Herzmuskelgewebe wird nicht mehr korrekt aufgebaut. Es kommt zur Fehlanordnung der Muskelfasern mit Größenzunahme und Verdickung der Herzmuskelzelle. Dieser Erkrankung liegt nicht eine singuläre Mutation oder ein ganz bestimmter Gendefekt zugrunde. Bis heute sind vielmehr bei der hypertrophen Kardiomyopathie über 1000 verschiedene Mutationen in etwa 30 Genen bekannt.

Man geht davon aus, dass die Hälfte der Fälle dieser Krankheit familiär auftritt. Bei der anderen Hälfte ist die Ursache unbekannt. Der springende Punkt: Wenn ein Elternteil betroffen ist, wird die Erkrankung in 50 % der Fälle an die Kinder weitervererbt (sogenannter autosomal-dominanter Erbgang). Allerdings variiert die Ausprägung der Krankheit auch innerhalb einer Familie erheblich (ganz geringe bis ganz ausgeprägte Veränderungen). Weshalb das so ist, weiß man nicht.

Bei den allermeisten Herzerkrankungen, zum Beispiel der koronaren Herzkrankheit, spielen genetische Einflüsse ebenfalls eine Rolle. Im Gegensatz zu den monogenen Krankheiten ist hier die genetische Disposition nur ein Faktor für die Krankheitsentstehung.

Meistens sind eine ganze Reihe von Genen direkt und häufig auch indirekt (z. B. über genetisch bestimmte Risikofaktoren wie hoher Blutdruck und Fettstoffwechselstörung) und Umwelteinflüsse (Rauchen, Lebensstil) für die Erkrankung verantwortlich. Man spricht auch von sogenannten polygenen oder komplexen Erkrankungen.

Das Studium der genetischen Disposition bei komplexen Krankheiten hat viel zum Verständnis der Krankheitsentstehung beigetragen. So hat man gelernt, dass jeder Mensch «genetische Faktoren» hat, die fördernd, und solche, die schützend gegenüber einer Krankheit sind. Eine genetische Disposition für die Erkrankung besteht dann, wenn die fördernden Faktoren die schützenden überwiegen.

Von einer bedeutsamen genetischen Disposition für eine koronare Herzkrankheit muss man ausgehen, wenn diese beispielsweise unter folgenden Bedingungen auftritt: Lebensalter unter 60 Jahren, Fehlen anderer Risikofaktoren, familiäre Häufung von Herzinfarkten und koronarer Herzkrankheit vor dem 60. Lebensjahr.

62. Wann ist eine genetische Beratung sinnvoll? Besteht der Verdacht auf eine monogene Erkrankung, wird eine genetische Untersuchung und Beratung des Betroffenen sowie von dessen Eltern und Geschwistern empfohlen, im Einzelfall auch von weiteren blutsverwandten Familienmitgliedern.

Zur Untersuchung benötigt man eine kleine Blutprobe. Die genetische Analyse macht nur Sinn, wenn das Ergebnis mit einem Fachmann (klinischer Genetiker) besprochen wird. Dabei geht es um folgende Fragen:

- Welche Familienmitglieder sind betroffen?
- Welche Verhaltensweisen und Therapien sind sinnvoll?

- Wie häufig müssen Betroffene ohne jede Beschwerden kontrolliert werden?
- Wie groß ist das Erkrankungsrisiko für die Nachkommen?

Sollen sich Patienten mit komplexen Erkrankungen, evtl. auch deren Angehörige, einer genetischen Untersuchung unterziehen? Da sich aus dem Ergebnis der Untersuchung derzeit keine therapeutischen Konsequenzen für diese Patienten ergeben, wird eine genetische Untersuchung dieser Personen zum jetzigen Zeitpunkt generell nicht empfohlen. Entsprechende genetische Testverfahren werden allerdings zunehmend auf dem Markt angeboten und auch beworben. Bevor deren Nutzen nicht eindeutig wissenschaftlich erwiesen ist, ist ihr Gebrauch in der klinischen Routine nicht zu empfehlen. Die Beteiligung an Forschungsprojekten zu diesem Thema ist für einen Patienten durchaus sinnvoll.

Ist man mit einer genetischen Disposition zum frühzeitigen Herzinfarkt oder Herztod verurteilt? Keinesfalls! Aus verlässlichen wissenschaftlichen Studien weiß man, dass auch bei eindeutiger genetischer Belastung durch Lebensführung und Medikamente das Risiko genauso gesenkt werden kann wie bei genetisch nicht Belasteten. Besonders wichtig: Gerade bei genetischer Belastung sollte man die kardiovaskulären Risikofaktoren und Risikokrankheiten (hoher Blutdruck, Fettstoffwechselstörung, Diabetes mellitus) konsequent behandeln und andere Risikofaktoren (Rauchen, Stress, Bewegungsmangel, Übergewicht) abbauen.

63. Ist ein Mitralklappenprolaps eine harmlose Anomalie oder eine Krankheit? Bei etwa 2 % aller Menschen liegt nach Ultraschallkriterien ein Mitralklappenprolaps vor. Damit ist dies die häufigste angeborene Anomalie des Herzens.

Die Mitralklappe ist komplex aufgebaut, die Funktion kompliziert. Ein Mitralklappenprolaps liegt vor, wenn sich eines oder beide Mitralklappensegel über ein festgelegtes Maß hinaus während der Systole in den linken Vorhof vorwölben. Hierdurch kommt es zu einer Undichtigkeit der Mitralklappe.

Bei den meisten Menschen wird der Prolaps bei einer echokardiographischen Untersuchung per Zufall entdeckt. Die Patienten haben durch den Prolaps keine Beschwerden. Insofern ist der Mitralklappenprolaps keine Krankheit. Diese Anomalie wird zeitlebens keine

Probleme machen und keiner Behandlung bedürfen. Lediglich bei einem kleinen Prozentsatz (etwa 4 %) der Patienten mit Mitralklappenprolaps kommt es im Laufe des Lebens zu Symptomen und/oder Folgen, die eine Therapie erfordern. Von dieser harmlosen Anomalie ist der krankhafte Klappenprolaps zu unterscheiden. Bei diesem unterteilt man zwischen primärem und sekundärem Mitralklappenprolaps. Dem primären liegt eine genetisch bedingte Bindegewebsschwäche des Mitralklappenapparates zugrunde. Durch Aufquellung überschüssigen Gewebes kommt es zur Undichtigkeit der Mitralklappe. Häufig sind die Sehnenfäden verlängert und ausgedünnt. Zu einer ausgeprägten Mitralklappeninsuffizienz kommt es meistens dann, wenn einer der verlängerten Sehnenfäden reißt.

Diese Form des Mitralklappenprolapses wird autosomal dominant vererbt, das heißt, 50 % der blutsverwandten Nachkommen können betroffen sein. Diese Patienten haben häufig Herzbeschwerden und Rhythmusstörungen. Bei der klinischen Untersuchung fallen ein spätsystolischer Klick, ein spätsystolisches, typisches Geräusch und manchmal auch EKG-Veränderungen auf.

Dem sekundären Mitralklappenprolaps hingegen liegt keine angeborene Gewebsanomalie zugrunde. Ursachen sind vielmehr verschiedene Herzerkrankungen, die zu einer Instabilität des Halteapparates der Mitralklappe führen – beispielsweise ein abgelaufener Hinterwandinfarkt.

Komplikationen treten umso häufiger auf, je ausgeprägter der Mitralklappenprolaps ist: bakterielle Endokarditis, zunehmende Mitralklappeninsuffizienz, Herzrhythmusstörungen und schließlich die ausgeprägte Mitralklappeninsuffizienz, die operationsbedürftig ist. Meist lässt sich auch bei einem schweren Mitralklappenprolaps-Syndrom die Mitralklappe chirurgisch rekonstruieren.

64. Wenn die Mitralklappe undicht ist: Wann muss man operieren? Die Undichtigkeit der Mitralklappe gehört zu den häufigsten Herzkrankheiten. In seltenen Fällen können Entzündungen der Herzklappe oder der Ausriss von Klappenanteilen infolge eines Herzinfarktes zu einer akuten Undichtigkeit der Herzklappe führen. In solchen Fällen muss man in der Regel sofort operieren.

Am häufigsten entsteht die Undichtigkeit durch degenerative Prozesse an der Klappe im Alter oder durch eine Herzvergrößerung mit Erweiterung des Mitralklappenringes im Rahmen einer Herzschwäche. Im Wesentlichen gibt es zwei Mechanismen, die zur Undichtigkeit der Mitralklappe führen:

Bei der *degenerativen* Mitralklappeninsuffizienz entsteht eine Undichtigkeit durch vermehrte Beweglichkeit der Segel oder der Sehnenfäden. So kann überschüssiges, labiles Gewebe der Segel, wie beim Mitralklappenprolaps-Syndrom, dazu führen, dass sich die Klappe in den Vorhof vorwölbt und damit undicht wird. Ausgeprägter ist die Klappenundichtigkeit dann, wenn die Sehnenfäden oder Teile der Papillarmuskeln abreißen und Anteile der Klappe in den Vorhof durchschlagen.

Bei der *funktionellen* Mitralklappeninsuffizienz entsteht die Undichtigkeit durch Vergrößerung der linken Herzkammer. Hierdurch wird der Klappenring erweitert, die Segel weichen auseinander und werden schlussunfähig.

Liegt eine hochgradige Mitralklappeninsuffizienz vor, so ist die chirurgische Wiederherstellung der Klappenfunktion das effektivste Behandlungsverfahren. In den meisten Fällen ist eine Rekonstruktion der Klappe möglich. Die Art der Rekonstruktion richtet sich nach dem Entstehungsmechanismus der Mitralklappeninsuffizienz. Entsteht sie im Rahmen einer Herzschwäche, so gibt es Grenzen für die chirurgische Therapie. Unterhalb einer Auswurffraktion der linken Herzkammer von 35 % steigt das Operationsrisiko erheblich. Auch die Langzeitresultate der Chirurgie sind unter diesen Umständen nicht befriedigend. Daher wurden in den vergangenen Jahren nichtchirurgische Verfahren erprobt, um diesen Patienten zu helfen.

Das am häufigsten praktizierte Verfahren ist das «Mitralklappen-Clipping», bei dem ein Katheter von der Leiste aus über eine Vene bis zur Vorhofscheidewand vorgeführt wird. Diese wird durchstochen und dann über den Katheter ein System vorgeschoben, das einen Clip von knapp 1 cm Größe an der Spitze trägt. Dieser Clip besteht aus zwei Armen mit einer Klemme aus Stahl. Er wird in die Ebene der Mitralklappe hineinbewegt, ausgerichtet und in geöffnetem Zustand in die linke Herzkammer vorgeführt. Dann wird der Clip im Bereich der größten Undichtigkeit positioniert und geschlossen. Dabei werden beide Segel, das vordere und das hintere, durch Schließen des Clips miteinander verbunden. Dadurch wird die Mitralklappeninsuffizienz vermindert. Dann wird der Clip vom Kathetersystem gelöst und der Katheter aus dem linken Vorhof entfernt.

Bei 80 bis 90 % der Patienten lässt sich hierdurch die Mitralklappeninsuffizienz erheblich vermindern. Bei einigen Patienten ist die zusätzliche Implantation eines zweiten Clips erforderlich. Auch klinisch profitieren die Patienten von diesem Eingriff. Bei 80 bis 90 % bessern sich Atemnot und körperliche Leistungsfähigkeit. Ganz überwiegend wendet man das Verfahren bei Patienten mit funktioneller Mitralklappeninsuffizienz an. Sollten Patienten mit degenerativer Mitralklappeninsuffizienz ein hohes Operationsrisiko haben, kann diese Prozedur auch bei ihnen angewandt werden. Welches Verfahren für den einzelnen Patienten am besten ist, sollte im interdisziplinären Team von Kardiologen und Herzchirurgen entschieden werden.

Weitere kathetertechnische Verfahren zur Behandlung der Mitralklappeninsuffizienz befinden sich in der Entwicklung.

65. Wenn die Aortenklappe eingeengt ist: Wann muss man die Klappe ersetzen? «Ich bin schon sehr alt, aber trotz meiner 88 Jahre geht es mir insgesamt gut. Im Alltag kann ich alles erledigen, was ich möchte, am meisten machen mir meine beiden Kniegelenke zu schaffen. Kürzlich war ich beim Kardiologen. Er hat mir nach einer echokardiographischen Untersuchung erklärt, bei mir bestünde eine hochgradige Einengung der Aortenklappe. Ich sei durch ein Herzversagen und einen plötzlichen Herztod gefährdet. Er rate mir, die Herzklappe ersetzen zu lassen. Ich war wie vom Schlag gerührt. Ich habe keine Herzbeschwerden und sehe daher die Notwendigkeit dieses Eingriffs nicht ein. Ich wollte dem Kardiologen nicht widersprechen, allerdings war ich entschlossen, eine zweite Meinung einzuholen. Was mich besonders verwirrte, die Meinungen von Hausarzt und Kardiologen waren unterschiedlich. Der Kardiologe, bei dem ich Rat suchte, fragte mich noch einmal eingehend nach meinen Beschwerden. Insbesondere wollte er wissen, ob ich eine Einschränkung meiner körperlichen Leistungsfähigkeit im Vergleich zum Vorjahr verspürt hätte. Ich musste nachdenken. Ja, plötzlich wurde mir klar, dass meine körperliche Leistungsfähigkeit im Vergleich zum Vorjahr doch erheblich abgenommen hatte. Insbesondere die Atemnot bei schon geringen Belastungen machte mir zu schaffen. Dies fiel jedoch nicht ins Gewicht, da ich mich im Alltag entsprechend eingeschränkt habe. Er erklärte mir, dass die Abnahme der körperlichen Leistungsfähigkeit mit hoher Wahrscheinlichkeit auf die erhebliche Einengung der Aortenklappe zurückzuführen sei.

Man müsse davon ausgehen, dass diese in den nächsten Monaten weiter zunehme. Ich merkte schon, worauf die Sache hinauslief. Gibt es nicht eine andere Möglichkeit, die Situation medikamentös in den Griff zu bekommen und so zumindest das Fortschreiten der Einengung zu verhindern?»

Würde der betreffende Patient die zweite Meinung bei mir einholen, würde meine Antwort lauten: «Bis heute leider nein, das hat man versucht, jedoch ohne Erfolg. Die Einengung ist ein mechanisches Problem, das man leider nur auf mechanischem Wege lösen kann. Ich rate Ihnen also zu einem Aortenklappenersatz. In Ihrem Lebensalter und bei Ihren Begleiterkrankungen (Zuckerkrankheit, Einschränkung der Nierenfunktion, Lungenemphysem) ist der Eingriff über den Herzkatheter weniger belastend als die Operation.» Die letzte Entscheidung, welches Verfahren vorzuziehen ist, wird in der sogenannten Herzkonferenz gemeinsam von Herzchirurgen und Kardiologen getroffen.

Natürlich hat der Eingriff ein Risiko, es kann zu schweren Komplikationen kommen, die im Einzelfall auch tödlich sein können. Dies ist nicht anders als bei jeder Operation. Der Nutzen und das Risiko stehen in diesem Fall jedoch in einem vernünftigen Verhältnis.

66. Wenn die Herzklappe undicht ist: Was ist besser – reparieren oder ersetzen? Eine Reparatur stellt die natürliche Klappe in ihrer Funktion wieder her. Die reparierte Klappe ist besser als jede künstliche Prothese, sei sie biologisch oder mechanisch. Außerdem ist eine Hemmung der Blutgerinnung bei der reparierten Klappe auf Dauer nicht notwendig.

Reparieren lässt sich die Undichtigkeit vor allem der Mitral-, Trikuspidal- und Aortenklappe. Der Undichtigkeit kann eine Beschädigung des Klappenapparates, der Sehnenfäden, der Segel selbst oder eine Erweiterung des Klappenringes zugrunde liegen.

Noch vor nicht allzu langer Zeit war man bei Mitral- und Aorteninsuffizienz der Auffassung, man solle dann operieren, wenn die Klappenerkrankung zu Beschwerden führt oder sich eine Schädigung der linken Herzkammer zeigt. Viele Kardiologen vertreten auch heute noch diese Auffassung. Ich bin anderer Ansicht: Man sollte dann operieren, wenn eine schwere Mitral- oder Aorteninsuffizienz vorliegt, ohne abzuwarten, bis Beschwerden oder eine Schädigung der linken Herzkammer auftreten. Der kritische Punkt dabei ist: Die

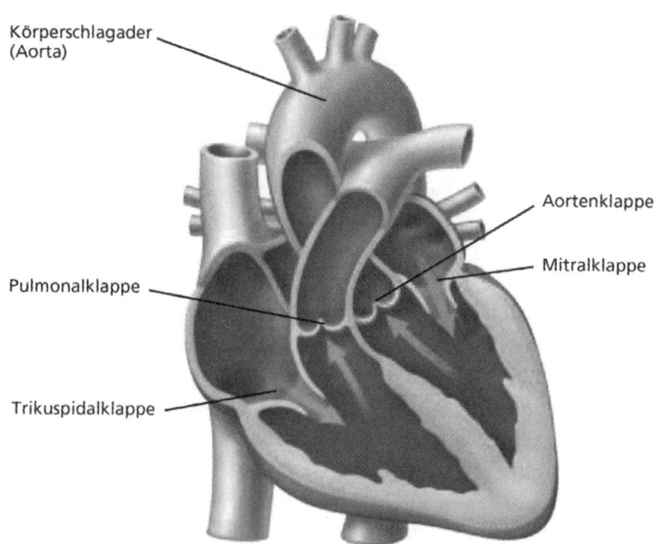

Abbildung 7: Das Herz und seine Klappen. Herzklappen übernehmen die Funktion eines Ventils jeweils am Ein- und Ausgang beider Herzkammern. Das Öffnen und Schließen der Herzklappen erfolgt passiv durch Druckveränderungen zwischen den Herzhöhlen während der Kontraktion und legt so die Fließrichtung des Blutes fest.

Undichtigkeit der Klappe muss nach klinischen und echokardiographischen Kriterien wirklich hochgradig sein. Argument für einen frühzeitigen Eingriff ist, dass sich eine einmal eingetretene Schädigung der linken Herzkammer auch nach einer Operation häufig nicht vollständig zurückbildet. Durch Zuwarten werden die Chancen für eine Rekonstruktion der Klappe zudem nicht besser. Das Risiko der Operation ist heute wesentlich geringer als noch vor 20 Jahren (aus dieser Zeit stammen die Regeln für die Indikationsstellung zur Operation). Lediglich bei Patienten mit hohem Operationsrisiko und im hohen Lebensalter wird man zuwarten, bis Beschwerden auftreten.

Bei einer Trikuspidalklappeninsuffizienz gilt neben dem Schweregrad der Undichtigkeit das Kriterium der durch diesen Klappenfehler bedingten Beschwerden.

Alle Klappenrekonstruktionen müssen mit Hilfe der Herz-Lungen-Maschine durchgeführt werden. Bei der Trikuspidalklappeninsuffizienz ist meistens die Implantation eines Ringes zur Verkleinerung des Klappenringes ausreichend.

Der Zugangsweg zum Herzen bei der Aortenklappeninsuffizienz ist die komplette oder teilweise Spaltung des Brustbeines. Die Ursache der Aortenklappeninsuffizienz kann in einer Anomalie der Taschenklappen, in einer Erweiterung der Aortenwurzel und/oder der angrenzenden Körperschlagader bestehen. Die Kunst des Operateurs besteht darin, die normalen Verhältnisse wiederherzustellen.

Die häufigste Ursache einer Undichtigkeit der Mitralklappe ist die Verlängerung oder der Abriss von Sehnenfäden. Hierdurch kommt es zum Vorfall des betreffenden Klappensegels in den linken Vorhof und damit zur Schlussunfähigkeit der Klappe. Eine andere Ursache der Mitralinsuffizienz besteht in der Erweiterung des Klappenringes, wodurch die Segel in ihrem Material nicht mehr ausreichen, um die Klappe zu schließen. Der Operateur muss diese und andere Ursachen der Schlussunfähigkeit feststellen und korrigieren. Diese Operation kann auch minimalinvasiv durch einen kleinen Schnitt auf der rechten Seite des Brustkorbes ohne Spaltung des Brustbeines durchgeführt werden. Etwa die Hälfte der Mitralklappenrekonstruktionen in Deutschland wird über diese «Schlüssellochchirurgie» durchgeführt.

67. Was sind die Vor- und Nachteile von biologischem bzw. mechanischem Herzklappenersatz? Für Patienten, bei denen eine Reparatur der eigenen Klappe nicht möglich ist, stehen heute biologische und mechanische Herzklappen zur Verfügung.

Welches sind die grundsätzlichen Vor- und Nachteile beider Klappentypen?

- Der Vorteil der Bioklappen liegt darin, dass bei ihnen auf Dauer keine Gerinnungshemmung notwendig ist. Der Nachteil besteht darin, dass die Lebensdauer der Bioklappen begrenzt ist. Dies gilt insbesondere für jüngere Patienten (unter 60 Jahren).
- Die mechanischen Klappen sind dagegen unbegrenzt haltbar. Der Nachteil ist die zeitlebens notwendige Gerinnungshemmung mit oralen Antikoagulanzien. Andernfalls bilden sich am körperfremden Material der mechanischen Herzklappen Gerinnsel, die die Klappenfunktion beeinträchtigen oder vom Blutstrom mitgerissen zu Embolien mit Schlaganfallfolge führen können.

Bioklappen bestehen aus sterilisiertem Gewebe des Herzbeutels von Rindern (Rinderperikard) oder früher aus Herzklappengewebe von Schweinen, das ebenfalls entsprechend präpariert wird. Das biologische Material wird so bearbeitet, dass Abstoßungsreaktionen nicht auftreten können.

Die heutigen Bioklappen haben bei über 60-jährigen Patienten eine außergewöhnlich gute Haltbarkeit. In der Aortenposition sind sie nach zehn Jahren noch bei 96 % und nach 20 Jahren bei 92 % der Patienten funktionell intakt. In der Mitralposition ist die Haltbarkeit der neuen Bioprothesen ähnlich gut.

Für die neuen Klappen liegen bislang nur wenige Daten zur Haltbarkeit über viele Jahre vor. Die Haltbarkeit bei 50-jährigen Patienten ist im Vergleich zu den älteren jedoch deutlich schlechter und nimmt mit jüngerem Lebensalter immer mehr ab. Deswegen werden Bioklappen bei jungen Leuten nur in Ausnahmefällen eingesetzt (bei Kinderwunsch oder selten auch bei Sportlern, die ein hohes Verletzungsrisiko haben).

Wenn die Bioklappe infolge von Degeneration und/oder Verkalkung nicht mehr funktioniert, kann sie relativ risikoarm durch eine neue ersetzt werden. Neuerdings implantiert man eine zweite Bioklappe mittels Kathetertechnik in Position der alten Klappe (sogenanntes Valve-in-valve-Verfahren).

Seit Jahren wird daran gearbeitet, eine biologische Herzklappe herzustellen, die eine fast unbegrenzte Haltbarkeit hat und bei Kindern auch mitwachsen kann. Dieses Ziel ist am ehesten durch die Verwendung von Zellen zu erreichen, die aus dem Körper des zu operierenden Patienten stammen. Diese werden auf ein biologisches Gerüst aufgebracht und als Klappenersatz implantiert. Nach jahrzehntelangen Forschungsarbeiten ist diese Klappe jetzt in klinischer Prüfung.

68. Für welche Patienten eignet sich der Aortenklappenersatz über den Herzkatheter? Eine Aortenklappenstenose tritt im siebten Lebensjahrzehnt mit einer Häufigkeit von 3 bis 4 % und im achten Lebensjahrzehnt von 9 bis 10 % auf. Mit zunehmender Lebenserwartung wird die Häufigkeit weiter steigen.

Eine Aortenklappenstenose muss immer dann behandelt werden, wenn sie hochgradig ist und Beschwerden verursacht. Eine hochgradige Aortenklappenstenose liegt vor, wenn die Öffnungsfläche der Aortenklappe unter 1 cm^2 ist oder der mittlere Druckgradient an der Aortenklappe über 40 mmHg beträgt.

Es gibt auch hochgradige Aortenklappenstenosen, die keine Beschwerden im Alltag verursachen. Unter folgenden Umständen muss ein Patient mit schwerer Aortenklappenstenose auch dann behandelt werden, wenn er beschwerdefrei ist:

- Wenn die Pumpleistung des Herzens bereits eingeschränkt ist.
- Wenn sich die Verengung der Aortenklappe in der Ultraschalluntersuchung als dramatisch (gefährlich) herausstellt.
- Wenn es unter Belastung zu einem Blutdruckabfall kommt.

Für Patienten, die aufgrund eines hohen Operationsrisikos und/oder aufgrund schwerwiegender Begleiterkrankungen (z. B. schweres Lungenemphysem, vorangegangene Herzoperationen, schwer eingeschränkte Beweglichkeit oder schwerwiegende neurologische Begleiterkrankungen) nicht oder nur mit hohem Risiko operiert werden können, kommt eine Implantation der Aortenklappe über den Herzkatheter (TAVI) infrage. Es hat sich gezeigt, dass diese Patienten von einer kathetertechnischen Implantation der Aortenklappe profitieren. Dies gilt sowohl für die Lebenserwartung als auch für die Lebensqualität.

Andere Studien haben gezeigt, dass auch Patienten, die prinzipiell mit einem erhöhten Operationsrisiko operabel sind, von der Implantation der Aortenklappe über den Herzkatheter profitieren. Auch bei diesen fanden sich günstige Ergebnisse. Demzufolge ist die kathetertechnische Aortenklappenimplantation heute Standardtherapie zur Behandlung der hochgradigen Aortenklappenstenose bei *hohem Operationsrisiko* und bei einem Lebensalter über 80 Jahre. In den letzten Jahren hat man in kontrollierten Studien den interventionellen und operativen Aortenklappenersatz bei *mittlerem Operationsrisiko* verglichen. Die Ergebnisse von Intervention und Operation waren vergleichbar, die interventionelle Therapie war sogar mit einer geringeren Sterblichkeit verbunden als der chirurgische Klappenersatz.

Derzeit werden Studien mit der Frage durchgeführt, ob möglicherweise auch bei Patienten mit niedrigem Operationsrisiko interventionelle und operative Therapie vergleichbar gute Ergebnisse erzielen.

Problem ist die Langzeithaltbarkeit der über den Katheter eingebrachten Aortenklappen. Hierzu gibt es bislang nur bis zu fünf Jahre nach Klappenersatz verlässliche Daten. Deshalb sollte man bei Patienten unter 70 Jahren die Aortenklappe über den Katheter nur dann implantieren, wenn es sich um inoperable oder Hochrisiko-Patienten handelt.

Welcher Eingriff für den einzelnen Patienten am besten ist, entscheidet das Herzteam, das aus Kardiologen, Herzchirurgen und Anästhesisten besteht.

69. Wie gefährlich ist eine Infektion der Herzklappe? Eine Infektion der Herzklappen mit Bakterien, eine bakterielle oder infektiöse Endokarditis, ist hochgefährlich. Unbehandelt sterben so gut wie alle Patienten innerhalb von Monaten. Erst die Erfindung der Antibiotika und des Herzklappenersatzes hat diese Erkrankung behandelbar gemacht.

Die Therapie ist nur dann effektiv, wenn man die Diagnose frühzeitig stellt. Wird die Endokarditis zu spät diagnostiziert, treten lebensbedrohliche Komplikationen wie Embolien in das Gehirn oder in andere Organe auf. Außerdem kann es zur vollständigen Zerstörung der Herzklappe mit Entwicklung einer akuten Herzschwäche kommen.

Wenn Bakterien durch eine Infektion an den Zähnen oder der Haut in das strömende Blut gelangen, können sie sich an den Herzklappen festsetzen. Dies gelingt den Bakterien besonders leicht, wenn die Herzklappen schon durch eine vorangegangene Operation, vorangegangene Entzündungen, durch rheumatische Klappenveränderungen oder angeborene Herzerkrankungen verändert sind. Die Einschwemmung einer größeren Zahl von Bakterien in das strömende Blut ist meist mit Fieber, Schüttelfrost und Krankheitsgefühl verbunden. In Blutproben lassen sich die Bakterien nachweisen. Die Laborwerte weisen auf eine bakterielle Infektion hin. Die Untersuchung mit der Echokardiographie von außen und von der Speiseröhre aus zeigt meistens die bakteriellen Auflagerungen und die Zerstörungen an den Herzklappen.

Schon der ernsthafte Verdacht auf das Vorliegen einer bakteriellen Endokarditis macht eine sofortige intravenöse antibiotische Therapie erforderlich. Neben einem akuten Verlauf gibt es auch chronische Verläufe einer bakteriellen Endokarditis mit immer wieder auftretendem Fieber, Entzündungszeichen in den Laborwerten und entsprechenden echokardiographischen Befunden. Ob eine akute bakterielle Endokarditis oder eine chronische, man nennt sie auch subakute bakterielle Endokarditis, auftritt, liegt am Typ der jeweiligen Bakterien. Wenn sich die bakterielle Endokarditis durch die antibiotische Therapie nicht in den Griff bekommen lässt, ist heutzutage eine frühzeitige Operation der befallenen Herzklappe angezeigt. Diese Operation sollte erfolgen, bevor die typischen Komplikationen der Klappenentzündung eintreten.

Die Diagnostik und Therapie dieser gefährlichen Krankheit gehört in die Hand eines Kardiologen an einer Klinik. Er muss frühzeitig mit dem Herzchirurgen Kontakt aufnehmen. Die Zusammenarbeit zwischen beiden ist bei dieser dramatischen Krankheit besonders wichtig.

70. Wie lässt sich eine Infektion der Herzklappen vermeiden? Die Gefahr einer Infektion der Herzklappen besteht immer dann, wenn größere Mengen von Bakterien in den Blutstrom eindringen. Am häufigsten gelangen Bakterien aus der Mundhöhle und von infizierten Hautstellen ins Blut. Zu einer Einschwemmung größerer Mengen von Bakterien kommt es meist bei Eingriffen in der Mundhöhle oder an der Haut, nicht selten aber auch durch infizierte Injektionskanülen, dauerhafte Venenkatheter und Implantate. Mit vorbeugenden Maßnahmen kann man das Risiko der Bakterieneinschwemmung bzw. einer infektiösen Endokarditis deutlich vermindern. Zu diesen Maßnahmen gehören:

- Haut- und Mundhygiene
- Desinfektion von Wunden
- Konsequente Antibiotikatherapie nach ärztlicher Anordnung
- Keine Selbstmedikation mit Antibiotika
- Verzicht auf Piercing und Tattoos
- Sofortige Entfernung infizierter Implantate (auch Venenkatheter und Braunülen)
- Evtl. Beseitigung chronischer Bakterienbesiedlung insbesondere der Haut, im Nasen-Rachen-Raum und in den ableitenden Harnwegen.

Diese Empfehlungen gelten für alle Menschen. Ganz besonders wichtig sind sie jedoch für Patienten, die ein erhöhtes Risiko für eine infektiöse Endokarditis haben.

Hochrisikopatienten sollten vor bestimmten Eingriffen eine vorbeugende antibiotische Therapie erhalten. Zu diesen Hochrisikopatienten gehören solche mit künstlichen Herzklappen, Patienten nach Klappenrekonstruktion mit Verwendung von prothetischem Material, Patienten mit nichtoperierten oder operierten schweren angeborenen Herzfehlern und Patienten, die schon einmal eine infektiöse Endokarditis durchgemacht haben. Bei allen Eingriffen im Bereich der Mundhöhle und der Haut, bei denen Bakterien in den Blutstrom eingeschleppt werden können, sollten diese Hochrisikopatienten vorbeugend mit Antibiotika behandelt werden.

Früher wurden auch bei Endoskopien im Bereich der Bronchien oder des Magen-Darm-Traktes prophylaktisch Antibiotika gegeben. Diese Praxis ist heute nicht mehr aktuell.

Bei jeder prophylaktischen Antibiotikagabe sind deren Nutzen und Risiko zu bedenken. Der Nutzen muss wesentlich größer sein als das mögliche Risiko. Der zu großzügige Gebrauch von Antibiotika führt zu antibiotikaresistenten Bakterienstämmen und damit zu einer Gefahr für alle Patienten, die einer antibiotischen Therapie bedürfen.

71. Wie bedrohlich ist eine Entzündung des Herzmuskels? In seltenen Fällen kann die Virusentzündung des Herzmuskels akut lebensgefährlich sein. In den allermeisten Fällen ist sie harmlos und heilt vollständig aus. Bei einer Reihe von Patienten wird die Herzmuskelerkrankung chronisch und führt zu einer chronischen Herzschwäche.

Die häufigste Ursache der Herzmuskelentzündung ist eine Virusinfektion, die gleichzeitig den Atmungs- oder Magen-Darm-Trakt befällt. Diese Viren befallen den Herzmuskel und den angrenzenden Herzbeutel. Meist merkt der Patient davon nichts. Symptome treten am ehesten auf, wenn die Entzündung des Herzbeutels überwiegt und typische Schmerzen macht. In der Regel heilt die Entzündung des Herzmuskels (Myokarditis) und Herzbeutels (Perikarditis) folgenlos ab. Die virale Entzündung des Herzmuskels kann jedoch zum massiven Untergang von Herzmuskelzellen und zu einer akuten Herzschwäche führen. Die Patienten sind von den Komplikationen der akuten Herzschwäche und von bösartigen Rhythmusstörungen bedroht. In solchen Fällen finden sich während der akuten Krankheitsphase klinische Zeichen einer zunehmenden Herzschwäche, EKG-Veränderungen und besonders Veränderungen in der Echokardiographie.

Die Pumpleistung des Herzens ist reduziert, Wandbewegungsstörungen treten auf und häufig im Verlauf eine Vergrößerung beider Herzkammern. Die Erkrankung kann auch dann fortschreiten, wenn sich im Herzmuskel kein Virus mehr nachweisen lässt. In den meisten Fällen bildet sich die Erweiterung des Herzmuskels im Verlauf von Wochen wieder langsam zurück und normalisiert sich bei vielen Patienten. Bei manchen bleibt jedoch eine Herzmuskelschwäche bestehen, bei anderen eine leichte Einschränkung der Auswurfleistung der linken Herzkammer.

Die Diagnosestellung ist bei der viralen Herzmuskelentzündung schwierig. Das einzig sichere Kriterium ist der Nachweis von Virusmaterial in der Herzmuskelbiopsie. Sie kann über einen Herzkatheter aus der Herzscheidewand entnommen werden. Ein weiteres gutes diagnostisches Verfahren ist heutzutage die Magnetresonanztomographie (MRT), die deutliche Hinweise für das Vorliegen einer Herzmuskelentzündung mit Narbenbildung geben kann. Ansonsten lässt sich die Diagnose nur aus dem klinischen Gesamtbild stellen.

Bis heute gibt es keine spezifische Therapie gegen die virale Herzmuskelentzündung. Einige Verlaufsformen lassen sich aufgrund des Ergebnisses der Herzmuskelbiopsie gezielt behandeln. Die wichtigste Maßnahme: Bei einer vermutlichen Herzmuskelbeteiligung nach einem viralen Infekt körperliche Schonung und keinerlei sportliche Aktivität. Bei reduzierter Auswurfleistung der linken Herzkammer oder Narben in der MRT-Untersuchung und einer Überschreitung der Kammerkomplexbreite von 120 ms im EKG treten gehäuft maligne Arrhythmien auf. Der Patient muss diesbezüglich überwacht werden. Sollte sich die Herzschwäche nicht bessern, ist eine Behandlung wie bei chronischer Herzschwäche notwendig.

Fazit: Die Herzmuskelentzündung durch Viren ist nur in seltenen Fällen gefährlich, meist heilt sie ohne Folgen aus. Bei etwa 10 % der Patienten ist mit einem Übergang in eine chronische Herzschwäche zu rechnen.

72. Schädigen rheumatische Erkrankungen das Herz? Über Jahrhunderte war der Mitbefall des Herzens bei akutem rheumatischem Fieber die häufigste Herzkrankheit. Das akute rheumatische Fieber ist in der westlichen Welt so gut wie ausgestorben, nicht aber in den Entwicklungsländern. Bei akuten Infektionen mit bestimmten Bakterien (Streptokokken) kommt es zur Mandelentzündung, zur Entzündung der großen Gelenke, häufig bestimmter Areale des Gehirns und des Herzens. Dabei erfolgt die Schädigung der Organe nicht durch die Bakterien selbst, sondern durch die Immunantwort, die sie auslösen. Daher treten die Krankheitserscheinungen erst Wochen nach der Infektion mit den Bakterien auf. Während die Beteiligung der übrigen Organe unter Therapie so gut wie ausheilt, führt die Entzündung der Herzklappen, häufig nach Jahrzehnten erst bemerkt, zu bleibenden Schäden. Diese Veränderungen an den Herzklappen waren in den Nachkriegsjahren die häufigste Ursache für eine Herzklappenoperation.

Heute spielt die Herzbeteiligung bei anderen rheumatischen Erkrankungen eine wichtige Rolle: rheumatoide Arthritis, Spondylarthritiden und Kollagenosen.

Was häufig übersehen wird: Die Herz- und Gefäßbeteiligung verläuft bei diesen Erkrankungen in der Regel unbemerkt. Sie wird daher in ihrer Bedeutung meistens unterschätzt. Zwischen der entzündlichen rheumatischen Aktivität und dem Ausmaß der kardialen und vaskulären Beteiligung besteht eine direkte positive Beziehung, das heißt, je stärker die entzündliche Reaktion und Krankheitsaktivität ist, desto ausgeprägter ist der Befund an Herz und Gefäßen.

Die *rheumatoide Arthritis* ist die mit Abstand häufigste Erkrankung des rheumatischen Formenkreises, die auch innere Organe befallen kann. Generell gilt, dass Patienten mit dieser Erkrankung ein um 60 % gesteigertes Risiko für eine koronare Herzkrankheit und ein um etwa 50 % erhöhtes Risiko für einen Schlaganfall haben. Entsprechend ist die kardiovaskuläre Sterblichkeit im Vergleich zur Normalbevölkerung um etwa 45 % erhöht. Die rheumatoide Arthritis kann verschiedene kardiale Strukturen befallen (Herzbeutel, Herzklappen, Reizleitungssystem und Herzkranzgefäße). Der Befall des Herzbeutels (Perikarderguss) verläuft meist ebenso asymptomatisch wie der Befall des Reizleitungssystems. Schwierig zu entscheiden ist, ob Herzrhythmusstörungen, beispielsweise Vorhofflimmern, direkte Folge der rheumatoiden Arthritis sind oder ob sie unabhängig davon auftreten. Offen bleibt auch die Frage, ob durch eine «Basistherapie» der rheumatoiden Arthritis die kardiovaskulären Komplikationen beeinflusst werden können.

Unter den *Spondylarthritiden* ist die klinisch wichtigste die ankylosierende Spondylitis (Morbus Bechterew). Bei dieser Erkrankung sind neben den Gelenken der Wirbelsäule auch die Augen und das

Herz betroffen. Die Herzbeteiligung ist vielfältig und betrifft vor allem die herznahe Körperschlagader, die Aortenklappe selbst, die Mitralklappe und das Reizleitungssystem (höhergradige Überleitungsstörungen). Ursache der Herzschädigung ist eine voranschreitende Zerstörung der Mittelschicht der Gefäßwand sowie Bindegewebseinlagerungen in die Herzklappen. Bei Arthritis durch eine Schuppenflechte ist dagegen keine Herzbeteiligung bekannt.

Zu den *Kollagenosen* (Bindegewebserkrankungen) zählen der systemische Lupus Erythematodes, die progressive systemische Sklerose, die idiopathischen Myositiden (Entzündungen der Muskulatur unbekannter Genese) und die Mischkollagenose. Herzmuskelentzündungen kommen bei 10 bis 25 % dieser Patienten vor. Herzbeutelentzündungen werden bei allen Kollagenosen beobachtet.

Eine besondere Form der nichtbakteriellen Klappenentzündung wird bei systemischen Lupus Erythematodes beobachtet: die sogenannte Libman-Sacks-Endokarditis der Mitralklappe.

73. Warum ist die Lungenarterienembolie gefährlich? Die in den Lungenkreislauf verschleppten Blutgerinnsel stammen fast immer aus den Bein- oder Beckenvenen. Hier entstehen sie häufig unbemerkt. Meist werden die Blutgerinnsel aus diesen Gefäßen wiederholt in den Lungenkreislauf verschleppt. Man spricht auch von *rezidivierenden Lungenarterienembolien*. Zu Beginn merkt der Patient davon nichts. Im Verlauf empfindet er Hustenreiz, Schmerzen beim Atmen, die vom Rippenfell ausgehen, und Atemnot. Durch die Gefäßverlegung steigt der Druck in den Lungenarterien und damit auch im rechten Herzen an. Es kommt zu einer sogenannten Rechtsherzbelastung. Gleichzeitig werden in der Lunge die Aufnahme von Sauerstoff und die Abgabe von Kohlendioxyd behindert und der Körper wird nicht mehr ausreichend mit Sauerstoff versorgt. Wenn dieser Prozess nicht erkannt und durch eine Therapie unterbrochen wird, stirbt der Patient meistens durch ein Versagen des rechten Herzens.

Viel dramatischer ist der Verlauf, wenn es plötzlich zu einer Verschleppung von Gerinnselmassen in die Lungenstrombahn kommt. Dies führt zu einer sogenannten submassiven oder massiven *Lungenarterienembolie*. Hierdurch wird das rechte Herz akut massiv überbelastet, häufig stirbt der Patient unter dem klinischen Bild einer fulminanten Lungenembolie durch Versagen des rechten Herzens.

Die fulminante Lungenembolie verläuft dramatisch: schwerste Atemnot, rasche oberflächliche Atmung, rasche Pulsfrequenz, Blutdruckabfall, Blässe und Dunkelfärbung des Blutes. Die Zeichen der akuten Rechtsherzbelastung dokumentieren sich im EKG und im Ultraschall des Herzens.

Gefährdungen durch eine Lungenarterienembolie bestehen nach operativen Eingriffen mit Ruhigstellung der Beine, nach Langstreckenflügen ohne ausreichende Bewegung während des Fluges und bei einer Tumorerkrankung. Das Risiko kann durch eine vorbeugende gerinnungshemmende Therapie deutlich vermindert werden.

Viel schwieriger ist die Diagnose einer chronisch rezidivierenden Lungenarterienembolie. Leitsymptome sind zunehmende Atemnot, atemabhängige Brustschmerzen, rascher Herzschlag, Hustenreiz und Zeichen einer Bein- und/oder Beckenvenenthrombose. Die Diagnosestellung erfolgt mittels Echokardiographie und CT-Angiographie der Pulmonalarterien. Durch die CT-Untersuchung wird das Ausmaß der Verlegung der Lungenstrombahn durch Blutgerinnsel dokumentiert. Die Ultraschalluntersuchung lässt das Ausmaß der Rechtsherzbelastung erkennen. Im Ausnahme- und Zweifelsfall muss heute noch eine Rechtsherzkatheteruntersuchung mit Messung der Druckwerte im kleinen Kreislauf erfolgten.

Wie behandelt man eine Lungenarterienembolie? Die chronisch rezidivierende Lungenarterienembolie wird mit gerinnungshemmenden Substanzen wie Heparin oder mit den sogenannten direkten oralen Antikoagulanzien behandelt. Bei einer lebensbedrohlichen fulminanten Lungenarterienembolie können die Blutgerinnsel mit einer auflösenden Therapie (sogenannte Thrombolyse) angegangen werden. Diese Auflösung ist allerdings mit einem erhöhten Risiko zum Teil schwerer Blutungskomplikationen verbunden. In Extremfällen müssen diese Gerinnsel operativ entfernt werden. Der Herzchirurg eröffnet den Brustkorb, schließt den Patienten an die Herz-Lungen-Maschine an und saugt bei Herz- und Atemstillstand die Gerinnsel aus den Pulmonalarterien.

Die wirksamste Therapie der Lungenarterienembolie besteht in ihrer Vorbeugung: der frühzeitigen Mobilisation nach operativen Eingriffen, der Bewegung der Beine (Muskelpumpe) und Gerinnungshemmung durch Medikamente.

74. Was bedeutet pulmonale Hypertonie? Eine pulmonale Hypertonie ist eine Drucksteigerung im Lungenkreislauf (kleinen Kreislauf). Anders als die Drucksteigerung im großen Kreislauf, die durch Blutdruckmessung einfach zu erfassen ist, entzieht sich die Drucksteigerung im kleinen Kreislauf einer einfachen direkten Messung. Meistens ist ihre Entdeckung zufällig.

Der Verdacht auf das Vorliegen einer pulmonalen Hypertonie wird meistens aufgrund einer echokardiographischen Untersuchung geäußert. Um die Situation jedoch zuverlässig zu beurteilen und etwas über die Ursachen aussagen zu können, muss man die Druckwerte in der Pulmonalarterie und in den übrigen Lungengefäßen sowie im Herzen kennen. Am zuverlässigsten gelingt dies durch eine Rechts- und Linksherzkatheteruntersuchung. Normalerweise liegt der systolische Druck in Ruhe bei unter 25 mmHg, eindeutig erhöht ist er bei über 35 mmHg, dazwischen liegt eine Grauzone.

Bei der sogenannten *sekundären pulmonalen Hypertonie* sind die Drucksteigerungen durch Erkrankungen im Bereich des linken Herzens bedingt. Typisch ist die gleichzeitige Erhöhung des pulmonalkapillären sowie des linksatrialen Druckes. Wichtigste Ursache ist die Erhöhung des Druckes in der linken Herzkammer und im linken Vorhof infolge einer Herzschwäche. Hierdurch kommt es zur Blutstauung im Lungenkreislauf, Anstieg des Druckes in den Pulmonalvenen, sekundär in den Pulmonalkapillaren und schließlich auch in der Pulmonalarterie.

Bei der sogenannten *primären pulmonalen Hypertonie* (heute einfach pulmonale Hypertonie genannt) ist nur der Druck in der Pulmonalarterie erhöht, in den übrigen Lungengefäßen dagegen normal.

Charakteristisch für die Erkrankung ist die Erhöhung des pulmonalen Gefäßwiderstandes mit Veränderung der kleinen Lungenarterien bei normalem pulmonalkapillären Druck. Als Ursache spielen genetische, entzündliche, Ionenkanal-Erkrankungen, lokale Gerinnselbildung und Sauerstoffmangel eine Rolle. Die Druckwerte im kleinen Kreislauf können so stark ansteigen, dass sie die Werte im großen Kreislauf erreichen.

Unbehandelt sterben Patienten mit pulmonaler Hypertonie durch Versagen des rechten Herzens. Noch vor Jahren gab es so gut wie keine therapeutischen Möglichkeiten. Heute stehen dagegen eine Reihe hochwirksamer Medikamente zur Verfügung, mit denen man den Druck im kleinen Kreislauf senken kann. In der Regel ist eine Kombination von Medikamenten mit verschiedenen Angriffspunkten notwendig. Die Therapie ist umso effektiver, je frühzeitiger sie beginnt. Blutgerinnsel in den Lungenarterien können erfolgreich chirurgisch entfernt werden.

Ob Patienten mit pulmonaler Hypertonie aufgrund einer Erkrankung des linken Herzens von einer medikamentösen Drucksenkung im kleinen Kreislauf profitieren, ist eine besonders schwierig zu beantwortende Frage. Im Einzelfall muss der Versuch unternommen werden. Allerdings ist diese Therapie nicht ohne Risiko.

Behandeln ist wirksam

75. Wann und warum muss hoher Blutdruck behandelt werden? Auf den ersten Blick sind beide Fragen leicht zu beantworten. Hoher Blutdruck muss in der Regel dann behandelt werden, wenn die Blutdruckwerte 140/90 mmHg oder höher liegen.

Notwendig ist eine Behandlung, um Folgeschäden des hohen Blutdrucks zu vermeiden: Schlaganfall, Nierenversagen, Herzinfarkt, Herzrhythmusstörungen, Herzschwäche und Zerreißung der Körperschlagader.

Ich kenne kaum einen Patienten, der beim ersten Kontakt freiwillig eingesteht, er habe einen hohen Blutdruck. «Ich habe bisher immer eher niedrige Blutdruckwerte gehabt und jetzt soll der Blutdruck zu hoch sein?» Selbst das Ergebnis der Langzeitblutdruckmessung wird vom Patienten angezweifelt: «Die Blutdruckwerte waren so hoch, da ich durch das Messgerät und das Geräusch so irritiert wurde.» Offensichtlich fällt es den Patienten schwer einzugestehen, einen hohen Blutdruck zu haben. Eine Abhilfe schafft das tägliche Messen des eigenen Blutdrucks über etwa 4 bis 6 Wochen. Hierbei misst der Patient täglich seinen Blutdruck zu zwei Zeitpunkten und protokolliert die Werte. Durch Selbstmessung findet der Patient nach meiner Erfahrung am ehesten ein Verhältnis zu seinem erhöhten Blutdruck.

Vor einer Therapie steht die Frage nach den möglichen Ursachen des hohen Blutdrucks. Es dauert meist eine Zeit, bis der Patient akzeptiert, dass bei ihm offensichtlich eine genetische Disposition für den hohen Blutdruck besteht. Ein schwacher Trost ist, dass dies bei der Mehrzahl der Patienten der Fall ist.

Reduktion des Übergewichtes, tägliches Ausdauertraining, Verminderung des Salz- und Alkoholkonsums sowie Nikotinabstinenz können den Blutdruck bedeutsam senken. Bei allen Patienten mit leichter und mittelschwerer Hypertonie empfiehlt es sich, vor Beginn einer medikamentösen Therapie alle anderen Möglichkeiten auszuschöpfen.

Häufig fragt der Patient, was denn passiere, wenn man den erhöhten Blutdruck nicht behandle. Der Arzt sollte in nicht allzu schwarzen Farben schildern, welche Konsequenzen ein unbehandelter hoher Blutdruck hat. Es empfiehlt sich die sachliche Schilderung ohne drohenden Tonfall. In etwa so: «Die Akutgefahr wird meist überschätzt. Selbst hohe Blutdruckwerte werden vom Herzgesunden meist ohne Akutschäden toleriert. Hirnblutungen als Folge hoher Blutdruckwerte sind sehr selten.» Aber es besteht eine Gefährdung durch langfristig erhöhte Blutdruckwerte. Diese Gefahr wird meist unterschätzt. Am eindrucksvollsten sind die Befunde in der Computertomographie des Kopfes: Hier können Patienten mit hohem Blutdruck selbst sehen, welche Schäden nicht oder nicht ausreichend behandelte Blutdruckwerte im Gehirn hinterlassen.

76. Wie tief soll der Blutdruck gesenkt werden? Seit Jahrzehnten liegt der Zielwert für die Blutdruckbehandlung bei unter 140 mmHg (systolischer, oberer Wert) und unter 90 mmHg (diastolischer, unterer Wert). Viele Patienten erreichen dieses Ziel nur mit Mühe oder gar nicht. Schlimmer noch: Millionen werden nicht behandelt, obwohl sich herumgesprochen hat, dass Bluthochdruck katastrophale Folgen haben kann.

Gibt es Ausnahmen von den Therapiezielen unter 140 und 90 mmHg? Eines sollte man nicht vergessen: Je höher der Blutdruck ist, desto größer ist die Gefährdung. Das Risiko für Herzinfarkt, Schlaganfall, Herzschwäche und Herztod steigt nicht nur mit der Höhe des Blutdrucks, sondern es steigt überproportional. Wenn es gelingt, einen hohen Blutdruck erheblich zu senken, zum Beispiel unter 140/90 mmHg, ist die Gefährdung ganz wesentlich vermindert. Eine weitere Senkung des Blutdrucks bringt eine weitere Verbesserung. Sie ist aber im Vergleich zur Senkung bis 140/90 mmHg relativ klein.

Für Patienten mit einem erhöhten Herz-Kreislauf-Risiko zwischen 50 und 70 Jahren empfiehlt sich eine intensive Blutdrucksenkung (unter 130/85 mmHg). Pauschal gesagt: Je jünger und gesünder ein Hochdruckpatient ist, desto näher sollte er an die 120-mmHg-Grenze systolisch herangeführt werden. Dieser Versuch wird nicht von allen Patienten toleriert. Wenn es jedoch gelingt, den Blutdruck unter 130 mmHg systolisch zu senken, kann man die Folgeschäden der Hypertonie noch effektiver bekämpfen.

Ganz früher – zu Beginn meines Medizinstudiums – galt die Faustregel: Der systolische Blutdruck solle auf 100 + Lebensalter eingestellt werden. Diese Regel gilt heute keinesfalls mehr. Es ist nachgewiesen, dass auch alte Menschen ganz erheblich von einer Blutdruckreduktion profitieren. Allerdings macht es nicht immer Sinn, den Blutdruck auf unter 140/90 mmHg zu senken. Bei diesen Zielwerten beklagen alte Patienten manchmal körperliche und mentale Veränderungen; sie fühlen sich bei Blutdruckwerten systolisch 140 und bis 160 mmHg deutlich wohler. In diesem Fall sollte man den systolischen Blutdruck in dieser Größenordnung belassen.

Besonders problematisch sind Patienten mit stark schwankenden Blutdruckwerten. Hier gelingt es häufig nicht, optimale Blutdruckwerte von konstant unter 140/90 mmHg zu erreichen. In solchen Fällen ist eine zusätzliche Akutmedikation bei Blutdruckwerten über etwa 160 mmHg notwendig.

Am problematischsten aber sind jene Patienten, die unter jeder antihypertensiven Therapie intolerable Nebenwirkungen beklagen. Hier liegt häufig eine unbewusste Oppositionshaltung gegen jede Blutdrucksenkung zugrunde. In solchen Fällen bleibt nichts anderes als ein kompletter Verzicht auf eine medikamentöse blutdrucksenkende Therapie.

77. Warum ist die blutdrucksenkende Therapie so wenig erfolgreich? An der Verfügbarkeit der blutdrucksenkenden Medikamente liegt es nicht. Noch nie gab es so viele gut wirksame und nebenwirkungsarme blutdrucksenkende Medikamente wie heute.

Ursache ist nicht selten das ungeschickte ärztliche Verhalten: «Sie haben einen zu hohen Blutdruck, nehmen Sie diese Tabletten.» Mit dieser Verordnung werden viele Patienten vom behandelnden Arzt abgefertigt, ohne dass ihnen die Notwendigkeit dieser Therapie erklärt wird.

Natürlich trägt auch die Einstellung vieler Patienten zum Misserfolg der Therapie bei: Weshalb sollte ich ein Medikament zur Senkung des erhöhten Blutdrucks einnehmen, wo es mir doch gut geht und ich gar keine Beschwerden habe? Bei keinem Hypertoniker kommt der Arzt um eine ausführliche Aufklärung über Ursachen, Folgen und therapeutische Konsequenzen herum.

«Nach allem, was die Befunde hergeben, haben Sie einen deutlich erhöhten Blutdruck - wie viele andere Menschen - auch dann, wenn Sie ihn gar nicht spüren. Diesen erhöhten Blutdruck müssen wir unbedingt in den Griff bekommen. Haben Sie selbst eine Idee, wie man Ihren erhöhten Blutdruck senken könnte? Natürlich wollen wir die erhöhten Blutdruckwerte zunächst ohne Medikamente senken. Was können wir Ihrer Ansicht nach tun?» Durch diese Fragen fühlt sich der Patient als aktiver Partner in dem Bemühen, den Blutdruck zu senken. Der Arzt sollte alle Vorschläge des Patienten aufnehmen und keinen von vornherein ablehnen. Häufig machen die Patienten durchaus vernünftige Vorschläge. Sie kommen selbst darauf, dass Gewichtsreduktion, regelmäßige sportliche Ausdaueraktivität, reduzierter Salzkonsum, reduzierter Alkoholkonsum, Nikotinverzicht und Stressabbau günstig auf den Blutdruck wirken können. Wenn nicht, müssen sie durch den Arzt auf diese Aspekte gelenkt werden. Eine medikamentöse Therapie sollte immer auf der Basis dieser Allgemeinmaßnahmen erfolgen. Wichtige Prinzipien für die medikamentöse Therapie sind: Mit ganz niedriger Dosis beginnen, frühzeitig niedrig dosierte Medikamente miteinander kombinieren und Nebenwirkungen verursachende Medikamente gegen andere austauschen. Der hohe Blutdruck ist nicht in Tagen und Wochen entstanden und muss daher auch nicht kurzfristig auf Normwerte gesenkt werden. Man kann sich durchaus Monate Zeit lassen und den Blutdruck schrittweise senken. Dies wird vom Patienten erheblich besser vertragen als eine rasche Senkung.

78. Sind Statine zur Vorbeugung von Herzinfarkt und Schlaganfall nur nutzlos und teuer? Kaum eine Therapie wird von Patienten und Angehörigen so emotional und kritisch beurteilt, wie die mit Statinen. Die Vorurteile äußern sich etwa in Auffassungen wie, die Pharmaindustrie habe die Studienergebnisse manipuliert, die Ärzte seien von der Pharmaindustrie gekauft, und überhaupt, alles beruhe auf der «Cholesterin-Lüge» oder dem «Cholesterin-Mythos».

An manchen dieser Vorurteile mag etwas dran sein – Cholesterin ist nicht der alleinige Risikofaktor, die Pharmaindustrie interpretiert Studienergebnisse zu ihren Gunsten, es gibt durchaus käufliche Ärzte. Dies ändert aber nichts an der Tatsache, dass Patienten mit einem erhöhten LDL-Cholesterin statistisch ein erhöhtes kardiovaskuläres Risiko haben und dass dieses durch Absenkung des LDL-Cholesterins vermindert werden kann.

Ob dies auf alle Patienten zutrifft, ist fraglich. Sicher ist, dass Herzinfarkt- und Schlaganfall-Patienten, aber auch solche mit deutlich erhöhtem Risiko für diese Erkrankungen (multiple Risikofaktoren) von dieser Therapie profitieren. Lange war umstritten, ob die Therapie mit Statinen auch für Patienten mit intermediärem, d. h. leicht erhöhtem Risiko von Nutzen ist. In einer großen Studie wurde an diesen Patienten mit normalem oder gering erhöhtem LDL-Cholesterin (im Mittel 130 mg/dl) nachgewiesen, dass 10 mg Rosuvastatin täglich über fünf Jahre eingenommen die Ereignisrate (Tod, Herzinfarkt, Schlaganfall) im Vergleich zu mit einem Placebo behandelten Patienten von 4,8 % auf 3,7 % senkt. Dies entspricht einer Abnahme von 24 Prozentpunkten. Während man mit der Senkung der Herzinfarkthäufigkeit durch Statine rechnen konnte, war die Senkung der Schlaganfallshäufigkeit überraschend.

Rechtfertigt das Ausmaß dieses Effektes Aufwand, Risiken und Kosten einer solchen Therapie? Wohl nicht! Trotz seltener Nebenwirkungen und offensichtlich fehlender Risiken steht der finanzielle Aufwand in keinem vernünftigen Verhältnis zum therapeutischen Nutzen. Allerdings darf man nach diesen Ergebnissen davon ausgehen, dass Patienten mit höherem Risiko deutlich mehr von einer Statin-Therapie profitieren als Patienten der intermediären Risikogruppe.

Offen bleiben wichtige Fragen: Ist eine stärkere LDL-Cholesterinsenkung bei allen Patienten klinisch wirksam? Müssen Herz- und Gefäßgesunde mit einem deutlich erhöhten LDL-Cholesterin behandelt werden? Sind neue Medikamente wie die PCSK9-Hemmer ebenso effektiv wie Statine?

79. Ist Diabetes mellitus gefährlich für das Herz? Keine Stoffwechselerkrankung ist so häufig und so gefährlich für das Herz wie der Diabetes. Seine Häufigkeit nimmt in den letzten Jahren nicht nur in der westlichen Welt, sondern auch in Afrika und Asien deutlich zu. Dies hängt mit der Übernahme westlicher Lebens- und Ernährungsgewohnheiten zusammen.

Warum ist den meisten Diabetikern nicht bewusst, dass ihre Erkrankung der Nährboden für eine schwere Schädigung des Herzens ist? Die Schädigung des Herzens durch den Diabetes verläuft über Jahre ohne jede Symptome. Kardiovaskuläre Komplikationen treten meistens erst nach Jahren oder Jahrzehnten auf. Dabei erfolgt die Attacke dieser Krankheit auf das Herz an vielen Fronten.

Entscheidender Angriffspunkt sind die Gefäße. In allen Gefäßprovinzen kommt es zu einer «Entzündungsreaktion» mit einer beschleunigten Entwicklung der Arteriosklerose. Typisch für die Gefäßveränderungen bei Zuckerkrankheit ist, dass neben den großen auch die kleinen Gefäße betroffen sind. Typisch ist zudem eine Beteiligung der Gefäßnerven und des Herzmuskels.

Patienten mit Diabetes mellitus und hierdurch mitbedingter koronarer Herzkrankheit haben eine ausgesprochen ungünstige Lebenserwartung. Dies liegt zum einen an dem in der Regel rasanten Fortschreiten der koronaren Herzkrankheit bei Diabetes mellitus, zum anderen an den meistens darüber hinaus vorhandenen Risikofaktoren: hoher Blutdruck, Fettstoffwechselstörung und Übergewicht.

Insgesamt gehören Menschen mit Diabetes mellitus allein aufgrund ihrer Stoffwechselstörung zu einer Hochrisikogruppe für das Vorliegen einer koronaren Herzkrankheit und das Auftreten eines Herzinfarktes. Daher muss bei allen Patienten mit dieser Erkrankung nach dem Vorliegen einer koronaren Herzkrankheit gefahndet werden, selbst dann, wenn keine klinischen Hinweise hierfür vorliegen.

Finden sich hochgradige Einengungen an den großen Herzkranzgefäßen, ist gerade bei Diabetes mellitus eine intensive und konsequente Therapie der koronaren Herzkrankheit notwendig. Leider sind die Behandlungsergebnisse – ganz gleich, ob medikamentös, interventionell oder chirurgisch – bei Diabetikern nicht so gut wie bei anderen Patienten. Problematisch für die Diagnostik ist bei Diabetikern, dass die Symptome der koronaren Herzkrankheit weniger deutlich und typisch sind. Daher wird bei ihnen die koronare Herzkrankheit häufig zu spät oder gar nicht erkannt.

80. Worauf beruht die Wechselwirkung von Herz und Niere? Trotz ihrer räumlichen Entfernung stehen Herz und Niere in enger Wechselbeziehung zueinander. Dies ist schon unter normalen Bedingungen so, wird aber unter Krankheitsbedingungen besonders deutlich: So haben etwa 30 % aller Patienten mit Herzschwäche bei Klinikaufnahme auch eine deutliche Nierenfunktionsstörung. Zusätzlich kommt es im Rahmen der Therapie der Herzschwäche regelmäßig bei etwa 20 bis 30 % der Patienten zu einer Verschlechterung der Nierenfunktion.

Umgekehrt haben Patienten mit chronischer Nierenerkrankung ein deutlich erhöhtes Risiko, an kardiovaskulären Erkrankungen zu sterben. Ebenso ist das Risiko für eine Herzschwäche bei Patienten mit Nierenerkrankungen erhöht.

Ein entscheidender Mediator der Wechselwirkung von Herz und Niere ist das Renin-Angiotensin-Aldosteron-System. Es reguliert den

Flüssigkeits- und Elektrolythaushalt des Körpers und wirkt somit in entscheidender Weise auf den Blutdruck ein. Durch eine Aktivierung dieses Systems, beispielsweise bei Herzschwäche, kommt es zu einer verringerten Durchblutung der Nieren. Hierdurch lagert sich zunehmend Flüssigkeit im Körper ein. Ebenso steigen die Blutdruckwerte an. Die wachstumsfördernden und profibrotischen (Bindegewebsvermehrung) Eigenschaften von Angiotensin II, das unter diesen Bedingungen vermehrt gebildet wird, führen zur Linksherzhypertrophie und zur Aktivierung des sympathischen Nervensystems.

Folglich ist die Hemmung des Renin-Angiotensin-Aldosteron von zentraler Bedeutung für die Behandlung der Herzinsuffizienz, insbesondere bei eingeschränkter Nierenfunktion. Hierfür stehen sowohl ACE-Inhibitoren als auch Angiotensin-Rezeptorinhibitoren sowie die Kombination von Angiotensin-Rezeptorantagonist und Neprilysin-Hemmer (sogenannte ARNI) zur Verfügung.

Bereits geringe Einschränkungen der Nierenfunktion haben eine Reihe ungünstiger regulatorischer systemischer Effekte auf Herz und Gefäße zur Folge.

Insgesamt haben Patienten mit eingeschränkter Nierenfunktion eine erhöhte Neigung zur Entwicklung einer Atherosklerose und deren Folgeerkrankungen.

81. Was unterscheidet die «Blutverdünner» (Antikoagulanzien) voneinander? Seit mehr als 50 Jahren hat sich die Hemmung der Blutgerinnung mit oralen Antikoagulanzien (Vitamin-K-Antagonisten) bewährt. Thromboembolische Komplikationen bei Beinvenenthrombosen und nach Herzklappenoperationen können durch diese Therapie effektiv verhindert werden.

Das größte Einsatzgebiet dieser Medikamente war und ist die Vorbeugung thromboembolischer Komplikationen bei Vorhofflimmern. Bei dieser Rhythmusstörung hat sich erwiesen, dass der Nutzen dieser Medikamente wesentlich größer ist als ihr Risiko (Blutungskomplikationen!). Bekannte Nachteile der altbewährten oralen Antikoagulanzien sind: lange Wirkdauer, schlechte Steuerbarkeit, Interaktion mit Nahrungsmitteln und Medikamenten, Notwendigkeit der Überwachung der Blutgerinnung, Häufigkeit von Blutungskomplikationen und mangelnde Compliance der Patienten.

Über Jahrzehnte hat man nach Medikamenten zur Hemmung der Blutgerinnung gesucht, die diese Nachteile nicht haben. Vor mehr als zehn Jahren fand man eine neue Klasse von Wirkstoffen, die selektiv bestimmte Gerinnungsfaktoren (Thrombin oder Faktor Xa) hemmen.

Diese neuen oder direkten oralen Antikoagulanzien (sogenannte NOAKs und DOAKs) wurden in verschiedenen Studien bei Patienten mit Vorhofflimmern mit Warfarin (klassisches orales Antikoagulanz) verglichen. Verkürzt dargestellt, waren sie mindestens ebenso effektiv wie Warfarin. Auch die Blutungskomplikationen lagen in einer ähnlichen Größenordnung. Allein die ganz besonders schwerwiegenden und häufig tödlichen Blutungen in das Gehirn waren bei den direkten oralen Antikoagulanzien seltener als bei Warfarin. Darüber hinaus haben diese Medikamente im Vergleich zu klassischen oralen Antikoagulanzien weitere Vorteile: Schon ein bis zwei Tage nach dem Absetzen ist die Blutgerinnung wieder normal. Zur Behandlung lebensbedrohlicher Blutungen stehen heute Medikamente zur Verfügung, um die gerinnungshemmende Wirkung der DOAKs sofort aufzuheben. Von vielen Patienten wird es als großer Vorteil angesehen, dass diese Medikamente in einer fixen Dosis (ein- oder zweimal täglich) eingenommen werden und ohne die Notwendigkeit zur Messung der Blutgerinnung. Die Bestimmung des INR-Wertes, der aussagt, wie schnell das Blut gerinnt, entfällt also. Bei Bedarf kann man die Stärke des gerinnungshemmenden Effektes durch spezielle Tests messen.

Allerdings sind die DOAKS nur bei Vorhofflimmern einsetzbar, das nicht durch eine Herzklappenerkrankung bedingt ist. Zudem sind die Kosten dieser Therapie um viele Größenordnungen höher als die der altbewährten oralen Antikoagulanzien. Die Vorteile der DOAKs sind zwar in großen Studien nachweisbar, allerdings könnte es sein, dass ihr wesentlicher Vorteil in der besseren Steuerbarkeit besteht.

82. Ist körperliche Aktivität eine therapeutische Maßnahme? Über Jahrzehnte galt für alle Patienten mit Herzschwäche: körperliche Schonung und möglichst geringe körperliche Beanspruchung. Heute dagegen steht außer Frage: Körperliche Aktivität oder sogar körperliches Training ist für den Patienten mit schwachem Herzen etwas Gutes und Sinnvolles. Natürlich muss sich das Ausmaß der Aktivität nach dem Schweregrad der Herzschwäche richten. Bei einer Herzschwäche, die den Patienten an das Bett bzw. den Sessel fesselt, ist sportliche Aktivität unmöglich. Doch bei allen anderen Schweregraden der Herzinsuffizienz ist körperliches Training sinnvoll.

Körperliche Aktivität verlängert die Lebenszeit der Koronarkranken, außerdem verbessert sie die körperliche Leistungsfähigkeit, steigert das Wohlbefinden und verringert die Häufigkeit von Angina-pectoris-Beschwerden.

Das gilt auch für die koronaren Risikofaktoren bzw. Risikokrankheiten wie diabetische Stoffwechsellage, sogenanntes metabolisches Syndrom, Bluthochdruck und Fettstoffwechselstörung. Beim Diabetes mellitus hat sich die Kombination von Ausdauer- und Krafttraining besonders bewährt.

Auch eine Fettstoffwechselstörung lässt sich durch mittelintensives Ausdauertraining günstig beeinflussen. Das «gute» Cholesterin (HDL) steigt um etwa 10 %, das «schlechte» (LDL-Cholesterin) sinkt um einen ähnlichen Wert. Auch die Triglyceride können durch Ausdauertraining gesenkt werden.

Bei Patienten mit Bluthochdruck führt Ausdauertraining zu einer Absenkung des oberen und des unteren Blutdruckwertes. Dabei lässt sich der obere (systolische) Blutdruckwert im Mittel um 8,3 mmHg und der untere (diastolische) um 5,2 mmHg senken. Körperliches Ausdauertraining sollte daher Grundlage jeder blutdrucksenkenden Therapie sein. Ist Ausdauertraining zum Beispiel aus orthopädischen Gründen nicht möglich, kann auch isometrisches Krafttraining den Blutdruck längerfristig senken.

Einige Regeln gilt es zu beachten: Langsame Steigerung ist das A und O eines Trainingsprogramms. Man beginnt mit niedrigen Belastungszeiten und Intensitäten und steigert diese in etwa vierwöchigen Abständen. Zu bevorzugen ist eine kontinuierliche, deutlich submaximale Belastung (etwa 50 bis 60 % der maximalen Belastbarkeit). Es hat sich herausgestellt, dass eine höher dosierte Intervall-Trainingsbelastung nicht besser wirkt als eine moderate Ausdauerbelastung.

83. Besteht beim Wettkampfsport die Gefahr eines plötzlichen Herztodes? Der plötzliche Herztod eines offensichtlich herzgesunden Sportlers ist extrem selten, aber ein leider immer wieder vorkommendes Drama. Er ereignet sich bei 0,7 bis 3,0 von 100 000 Sporttreibenden pro Jahr. Wettkampfsport erhöht das Risiko eines plötzlichen Herztodes um den Faktor 2 bis 3 im Vergleich zur Normalbevölkerung. Weltweit sind Männer deutlich häufiger betroffen als Frauen (96 % der Todesfälle sind Männer).

So gut wie immer handelt es sich um nicht erkannte Herzkrankheiten! Die Ursachen der Todesfälle sind vom Lebensalter der Betroffenen abhängig. Unterhalb des 35. Lebensjahres spielen Herzmuskelerkrankungen sowie angeborene Koronargefäßanomalien eine zentrale Rolle. Unterschätzt wird die Häufigkeit entzündlicher Herzmuskelerkrankungen. Immer wieder werden plötzliche Todesfälle bei Sportlern beschrieben, die im Anschluss an eine virale Erkrankung der oberen Atemwege oder des Magen-Darm-Traktes eine Herzmuskelentzündung entwickelt haben.

Oberhalb des 35. Lebensjahres ist die mit Abstand häufigste Todesursache die koronare Herzkrankheit. So kommt es bei exzessiven Belastungen – wie man aus autoptischen Untersuchungen weiß – zum Aufbruch atherosklerotischer Plaques und zum nachfolgenden Herzinfarkt. In den meisten Fällen ist Kammerflimmern die unmittelbare Todesursache. Bemerkenswert ist, dass bei vielen Sportlern das Vorliegen einer koronaren Herzkrankheit nicht bekannt war.

Fazit: Vor Beginn des Wettkampfsportes ist dringlich eine kardiologische Untersuchung zu empfehlen, um eine bislang unbekannte Herzkrankheit auszuschließen.

84. Ist Extremsport schädlich für das Herz? Sport ist gesund, wie wir gesehen haben – bei richtiger Dosierung und Intensität. Sportarten mit sehr hoher Ausdauerbelastung, wie Marathon, Triathlon oder Fahrradrennfahren, können hingegen dem Herzen auch schaden.

Die Meinung dazu ist allerdings geteilt. Die Ergebnisse der Untersuchungen sind unter anderem von den Verfahren abhängig, die zum Einsatz kamen: Echokardiographie, Erfassung laborchemischer Parameter oder Magnetresonanztomographie. Unsicher und unkalkulierbar bleibt die Beurteilung auch insofern, als bei Extremsportlern nicht immer Veränderungen durch Dopingmaßnahmen auszuschließen sind. Todesfälle beispielsweise bei Fahrradrennfahrern waren zum Teil auf Doping zurückzuführen.

Ob extreme sportliche Belastungen das Herz akut schädigen, ist also umstritten. Tatsache und vielfach nachgewiesen aber ist, dass es nach Extrembelastungen zu einem deutlichen Anstieg von Troponin T um das Mehrfache der Norm kommen kann. Dieser Befund weist auf eine zumindest vorübergehende Schädigung des Herzmuskels und Belastung des rechten Herzens hin. Nicht strittig ist dagegen, dass derartige Extrembelastungen langfristig bei Sportlern Störungen der Herzfunktion hervorrufen können. Über viele Jahre hinweg führen sie zu einer Vermehrung der Herzmuskelmasse und zu einer Vergrößerung der Herzkammern. Im Einzelfall können Veränderungen so ausgeprägt sein, dass diese einer Schädigung des Herzmuskels gleichkommen. So konnten bei Extremsportlern eine vermehrte Bindegewebseinlagerung in den Herzmuskel sowie eine Narbenbildung nachgewiesen werden. Die Folgen sind Herzrhythmusstörungen, wie Vorhofflimmern, ventrikuläre Extraschläge sowie das Auftreten eines Sinusknotensyndroms mit langsamem Herzschlag und AV-Überleitungsstörungen mit höhergradigen AV-Block-Bildern. Diese Herzrhythmusstörungen finden sich häufig auch nach Beendigung des Leistungssports. Sie sind nicht unmittelbar lebensbedrohlich, erfordern aber unter Umständen eine spezielle Therapie.

85. Können Herz-Kreislauf-Erkrankungen Fahruntüchtigkeit verursachen? Plötzliche Fahruntüchtigkeit aufgrund von Herz-Kreislauf-Erkrankungen kann zu schweren Unfällen führen. So sollen etwa 3 % aller Verkehrstodesfälle auf eine plötzliche krankheitsbedingte Fahruntüchtigkeit zurückzuführen sein.

Der behandelnde Arzt ist verpflichtet, seinen Patienten über eine fehlende Fahreignung zu informieren. Dies sollte er schriftlich in seinen Unterlagen dokumentieren. Ein Unterlassen der Information einschließlich Dokumentation wird als Behandlungsfehler angesehen. Eine Konfliktsituation für den Arzt kann entstehen, wenn durch die Nichtbeachtung der ärztlichen Empfehlung Gefahr für die Allgemeinheit droht. Nur in diesem Einzelfall darf der Arzt seine Schweigepflicht brechen und die zuständigen Stellen über die Fahruntüchtigkeit informieren.

Fahruntauglichkeit entsteht am häufigsten durch einen plötzlich einsetzenden Herzinfarkt mit begleitendem Kammerflimmern, zudem durch jede plötzlich einsetzende Bewusstlosigkeit, etwa bei plötzlichem Eintritt langsamer oder schneller Herzrhythmusstörungen. Auch eine ausgeprägte Herzschwäche kann Fahruntüchtigkeit bedeuten. Problematisch ist, dass die derzeit gültigen Begutachtungsleitlinien der Bundesanstalt für Straßenwesen (2014) nicht mehr dem derzeitigen Wissensstand entsprechen.

Die Kanadische Gesellschaft für Kardiologie hat sich wissenschaftlich mit der Fahreignung bei Herz-Kreislauf-Erkrankungen beschäftigt. Sie hat eine Formel entwickelt, nach der die Wahrscheinlichkeit eines schweren, durch eine Herzkrankheit bedingten Unfalls abgeschätzt werden kann. Folgende Faktoren gehen in das Produkt dieser Formel ein:

Zeit am Steuer, Art des Fahrzeuges, Wahrscheinlichkeit eines plötzlich kardial bedingten Kontrollverlustes pro Jahr und das Unfallrisiko. Mit dieser «Risk of Harm»-Formel steht zum ersten Mal ein transparentes System zur Verfügung, das zu nachvollziehbaren Empfehlungen einer eingeschränkten bzw. fehlenden Fahreignung genutzt werden kann. Für Berufsfahrer liegt die fehlende Eignung bei einer Wahrscheinlichkeit eines plötzlichen Kontrollverlustes von mehr als 1 % pro Jahr, bei Privatfahrern von mehr als 22 % pro Jahr.

86. Wann muss man auf Flugreisen verzichten? Der Luftdruck in der Kabine eines Flugzeugs entspricht einer Höhe von max. 2400 m, die Sauerstoffsättigung sinkt von etwa 97 % in Meereshöhe auf rund 91 %, die Luftfeuchtigkeit beträgt lediglich 5 bis 15 %. Unter diesen Bedingungen kommt es zu einem Anstieg von Herz- und Atemfrequenz sowie zu einer Steigerung des Blutdrucks im kleinen und großen Kreislauf. Diese Veränderungen können sich für Patienten mit Herzerkrankungen negativ auswirken. Die Mehrzahl der Herz-Kreislauf-Probleme auf Flugreisen ist jedoch für Herzgesunde wie für Herzkranke gleichermaßen relevant. Es sind plötzlich auftretende Bewusstlosigkeiten sowie Bein- und Beckenvenenthrombosen. Bei den Anfällen von Bewusstlosigkeit (Synkopen) handelt es sich in aller Regel um harmlose «Gelegenheitssynkopen» mit Blutdruckabfall und langsamem Herzschlag (→ Frage 8). Thrombosen lassen sich durch entsprechende Vorbeugungsmaßnahmen vermeiden.

Patienten mit koronarer Herzkrankheit, die Angina pectoris schon bei leichten psychischen oder körperlichen Belastungen haben, sind nur bedingt reisetauglich. Stress, Hektik, Ärger und Angst können zur Steigerung von Herzfrequenz und Blutdruck führen und damit eine Durchblutungsstörung des Herzmuskels hervorrufen. In diesem Zustand sollten zumindest längere Flugreisen (mehr als vier Stunden Flug) vermieden werden.

Nach einem akuten Herzinfarkt hängt die Flugtauglichkeit von der Infarktgröße und den Infarktkomplikationen ab. Bei einem kleinen Herzinfarkt ohne Komplikationen ist ein Patient nach etwa einer Woche wieder flugtauglich. Insbesondere Kurzstreckenflüge von ein bis zwei Stunden Dauer sind unproblematisch. Patienten mit größerem Herzinfarkt bzw. Infarktkomplikationen sind für mindestens zehn Tage nach dem Herzinfarkt nicht flugtauglich. Patienten mit hohem Risiko (große Infarkte, mehrere Komplikationen im Rahmen des Infarktes) sollten in den ersten drei Wochen nicht fliegen und auf absehbare Zeit keine längeren Flugreisen unternehmen.

Patienten mit Herzschwäche sollten vor Reiseantritt Ursache und Schweregrad ihrer Beeinträchtigung abklären. Für Patienten mit einer Belastbarkeit bis 75 Watt besteht volle Flugreisetauglichkeit auch für Langstreckenflüge. Um Komplikationen während der Flüge zu vermeiden, müssen bestimmte Vorsichtsmaßnahmen ergriffen werden. Bei Patienten mit ausgeprägter Herzschwäche (NYHA III) sind Flugreisen bis zu einer Stunde Dauer möglich. Bei längerer Flugdauer muss man damit rechnen, dass es zu Problemen kommt. Häufig ist die zusätzliche Gabe von Sauerstoff und von Medikamenten notwendig. Langstreckenflüge sollte man in diesem Zustand vermeiden.

Insgesamt gilt für Patienten mit schwerwiegenden Herzkrankheiten: Im Zweifelsfall lieber Langstreckenflüge und Ferien unter nicht gesundheitsförderlichen Bedingungen meiden!

Vorbeugen ist wirksamer

87. Kann Lärm das Herz gefährden? Als Lärm werden Geräusche bezeichnet, die als störend empfunden werden und Gesundheitsschäden auslösen können. Ob Geräusche als störend empfunden werden, hängt besonders von der Bewertung der Schallquelle durch den Hörer ab. Der Lärm wird mit dem physikalischen Maß Dezibel (dB) angegeben. Für den ungestörten Schlaf sollte ein Wert von 30 dB im Raum nicht überschritten werden. Bei Werten darüber kommt es zu Schlafschwierigkeiten und einer geminderten Schlafqualität. Autos verursachen Geräusche von etwa 70 dB, Flugzeuge beim Start 120 dB, die Schmerzgrenze liegt bei 130 dB.

Bei sehr hohen Schallpegeln führen die direkten Wirkungen zu einer Schädigung des Gehörorgans. Bei niedrigeren Schallpegeln kommt es zu einer Störung der Leistungsfähigkeit, des Schlafs und der Kommunikation. Chronischer Lärm führt außerdem zu kognitiven und emotionalen Fehlleistungen und zur Auslösung von Ärger. Chronischer Ärger führt zu Stressreaktionen, die durch eine Aktivierung des autonomen Nervensystems (Sympathikus) und der endokrinen Systeme (z. B. erhöhter Stresshormonspiegel, gesteigerte Katecholamin- und Cortisolspiegel) charakterisiert sind. Chronischer Lärm führt zumindest zu einer vorübergehenden Erhöhung des Blutdrucks, zu einer Erhöhung der Blutfette und des Blutzuckers sowie zu einer Steigerung der Herzfrequenz. Es steht heute außer Zweifel, dass chronischer Flug- und Straßenlärm, wenn er über ein gewisses Maß hinausgeht, krank macht. Es wird geschätzt, dass allein in Deutschland durch den Verkehrslärm pro Jahr bis zu 4000 Herzinfarkte und 25 000 Herzkrankheiten mitverursacht werden.

Bei gleicher Schallenergie führt Fluglärm zur stärksten Ärgerreaktion, nachfolgend Straßenlärm und mit weitem Abstand erst Schienenlärm. Das Gleiche gilt für die durch die verschiedenen Lärmquellen ausgelösten Schlafstörungen. Interessanterweise hat die Empfindlichkeit gegenüber Flug- und Straßenlärm in den letzten Jahren deutlich zugenommen. Die Ursache hierfür ist nicht bekannt. Die lärmbedingte Ärgerreaktion führt zu psychischen Störungen wie Depressionen und Angststörungen.

Es ist Aufgabe der Politik, die Lärmbelastung in der Umwelt so weit wie möglich zu reduzieren. Dies gilt besonders für den Flug- und Straßenlärm. Durch diese Maßnahme lässt sich die Häufigkeit von Bluthochdruck, Herzinfarkt und psychischen Störungen erheblich reduzieren.

88. Ist Luftverschmutzung eine Gefahr für das Herz? Luftverschmutzung ist für die Entstehung und Verschlechterung von Erkrankungen der Atemwege verantwortlich. Dies ist gut erklärbar, da die verschmutzte Luft zuallererst mit unseren Atemwegen in Kontakt kommt. Dass Luftverschmutzung auch eine Ursache von Herz-Kreislauf-Erkrankungen ist, wurde erst in den letzten Jahren deutlich.

Luftverschmutzung besteht so gut wie immer aus Tausenden von Einzelkomponenten. Physikalisch unterscheidet man zwischen gasförmigen und Partikelkomponenten (Feststoffkomponenten). Die wichtigsten gasförmigen Komponenten sind: Stickstoffdioxyd, Kohlenmonoxyd, Schwefeldioxyd, Ozon und flüchtige organische Verbindungen, etwa Benzol. Die Partikelkomponenten sind so klein, dass sie mit bloßem Auge nicht sichtbar sind. Sie können vom Wind über Hunderte von Kilometern transportiert und vom Nasen-Rachen-Raum bis tief in das Bronchialsystem gelangen.

Mit der Einatmungsluft gelangen gasförmige Stoffe und kleine Partikel über die Atemwege bis in die Lungenbläschen. Hier führen diese Fremdstoffe zu einer «Entzündungsreaktion» – ohne Bakterien oder Viren. Diese breitet sich über das Blut auf den ganzen Körper aus. Man spricht von einer Low-Level-Entzündungsreaktion. Sie begünstigt das Fortschreiten der Arteriosklerose. Zusätzlich fördern Abgase des Straßenverkehrs die Verklumpung der Blutplättchen und damit die Entstehung von Herzinfarkten. Luftverschmutzung fördert außerdem die Fehlfunktion der Gefäße (endotheliale Dysfunktion): Anstelle von Gefäßerweiterung kommt es zur Gefäßverengung.

Luftverschmutzung fördert nicht nur den Prozess der Arteriosklerose, sie kann auch zur Auslösung von Herzinfarkten und Schlaganfällen sowie zu einer akuten Verschlechterung einer Herzschwäche führen. Auch kurzfristige Ausbrüche von Luftverschmutzung erhöhen das Risiko von Patienten mit Herzschwäche, zu sterben, und sind häufig Ursache für Krankenhausaufenthalte.

Insbesondere ältere Menschen mit Herz- und Lungenerkrankungen sollten Straßen mit hoher Verkehrsdichte, überhaupt Gegenden mit starker Luftverschmutzung meiden und keine Biomasse in der häuslichen Heizung verbrennen.

89. Stellt psychosozialer Stress ein Risiko für das Herz dar? Der Psychologe Hans Selye hat 1936 das aus der Materialwirtschaft stammende Wort Stress auf das Verhältnis von Mensch und Umwelt übertragen. Er hat damit die Anpassungsreaktion des Körpers auf belastende Kräfte der Umwelt gemeint. Die Umweltreize, die den Stress auslösen, werden in der Fachsprache als Stressoren bezeichnet.

Wenn heute ein Arbeitnehmer von einem Chef schlecht behandelt wird, kann er in der Regel keinen Kampf mit diesem aufnehmen, sondern gerät in eine Zwangssituation, in der er eine Kränkung nach der anderen erlebt. Es entsteht eine nicht nachlassende Spannung, die ihn auch nach Hause begleitet. Dauerstress entsteht auch, wenn jemand unter Termindruck arbeitet oder wenn er mehrere Arbeiten gleichzeitig verrichten muss. In diesen Fällen funktioniert das Auspendeln von Spannung und Entspannung nicht mehr.

Die Folgen für die Gesundheit sind gravierend, am häufigsten Bluthochdruck und Zuckerkrankheit. Wenn die Anspannung nicht nachlässt, kommt es außerdem zu Schlafstörungen, Erschöpfung und Anfälligkeit für Infektionen. Durch Dauerstress kann man sich leicht Verhaltensweisen angewöhnen, die die Gesundheit ruinieren: Zigarettenrauchen, Übergewicht und erheblicher Alkoholkonsum. Auf diesem Weg führt Dauerstress zum gesamten Spektrum der kardiovaskulären Risikofaktoren mit den Folgen von Herzinfarkt und plötzlichem Herztod.

Um sich selbst zu helfen, ist es wichtig, innere Distanz zu schaffen, nachzudenken und sich nach der Sinnhaftigkeit des täglichen Arbeitsablaufes zu fragen. Ganz entscheidend ist die Frage: «Ist das wirklich das Leben, das ich will?» Meistens schafft man es nicht, die Dinge aus eigener Kraft zu ändern. Man benötigt fachmännische Hilfe. Hierzu gehören die gezielte Bewegungstherapie, Entspannungstechniken und selbstgewählte Freizeitaktivitäten. Medikamente haben nur in extremen Krisensituationen einen Platz. Zur Bewältigung des Dauerstresses auf längere Sicht sind sie völlig ungeeignet. Bei den meisten Medikamenten, die zu diesem Zweck eingesetzt werden, besteht die Gefahr, abhängig zu werden.

90. Wie schädlich ist Rauchen? Die erste Untersuchung, die die Schädlichkeit des Rauchens zweifelsfrei nachgewiesen hat, datiert mehr als ein halbes Jahrhundert zurück. In dieser Studie wurden über 30 000 britische Ärzte, die sich bereit erklärt hatten, ihre Rauchgewohnheiten in ein zentrales Register einzutragen, über Jahrzehnte nachverfolgt. Schon nach einem Jahrzehnt (um 1960) gab es keinen Zweifel: Rauchen ist hochgefährlich und führt zu Lungenkarzinomen und Herz-Kreislauf-Erkrankungen. Diese Erkenntnis war damals nicht selbstverständlich, da Rauchen – wie man an den damaligen Kinofilmen sieht – Bestandteil des Lebensstils war. Ja, man war sogar der Ansicht, dass bestimmte Krankheiten durch Rauchen günstig beeinflusst werden.

Wie groß der Schaden des Zigarettenrauchens ist, wurde in den nachfolgenden Jahrzehnten immer deutlicher. Zigarettenrauchen verkürzt die Lebenserwartung um etwa 10 Jahre, jede einzelne zusätzliche Zigarette verkürzt das Leben eines Rauchers um 10 Minuten. Die Häufigkeit des Bronchialkarzinoms bei Rauchern ist 15-mal höher als bei Nichtrauchern. Auch andere Krebserkrankungen treten bei Rauchern deutlich öfter auf: Nieren- und Blasenkrebs, Speiseröhren-, Rachen-, Kehlkopf- und sogar Brustkrebs. Aber nicht nur maligne Erkrankungen, sondern auch andere Lungenerkrankungen wie das chronisch obstruktive Syndrom und das Lungenemphysem treten bei Rauchern um ein Vielfaches vermehrt auf als bei Nichtrauchern. Herzinfarkt, Schlaganfall und die periphere Durchblutungsstörung von Becken und Beinen (Schaufensterkrankheit) werden durch Rauchen in ihrer Häufigkeit verdoppelt. Allein etwa 60 000 Herzinfarkte gehen pro Jahr auf das Rauchen zurück. Dazu kommen mehrere zehntausend Schlaganfälle und schwere Durchblutungsstörungen anderer Organe.

Lange Zeit wurde die Gefährlichkeit des passiven Rauchens unterschätzt. Mittlerweile wissen wir: Es erhöht das Risiko für einen Herzinfarkt um 50 %. Dies ist erstaunlich, da Passivraucher im Vergleich zum Raucher nur eine minimale Menge Rauch inhalieren. Die plausible Erklärung dafür ist: Der von der glimmenden Zigarette ausgehende und in der Zimmerluft verbreitete Nebenrauch enthält besonders viele Giftstoffe, die vom Passivraucher inhaliert werden.

Unter Rauchern ist die Floskel verbreitet, ein Raucher lebe kürzer, aber er stürbe auch rascher und somit angenehmer. Hinter diesem Spruch steckt ein frommer Wunsch, aber nicht die Wahrheit. Raucher sterben zwar deutlich früher, bleiben aber nicht von chronischer Krankheit und schlimmen Leiden verschont. Dies gilt nicht nur für Patienten mit Bronchialkarzinom, sondern besonders auch für solche mit Lungenemphysem, chronisch obstruktivem Syndrom sowie Herz-Kreislauf-Erkrankungen.

Jugendliche, ganz besonders die jungen Mädchen müssen vor der Verführung durch die verantwortungslose Propagierung des Zigarettenrauchens geschützt werden. In Bezug auf den Schutz der Bevölkerung vor aktivem und passivem Rauchen hinkt Deutschland im Vergleich zu anderen europäischen Ländern leider hinterher. Dies gilt nicht nur für das Werbeverbot für Tabakwaren, sondern auch für das Rauchverbot in Bars, Restaurants und öffentlichen Einrichtungen. Sinnvoll wäre ein Unterricht in Schulen, zumindest zwei Stunden pro Jahr, über die Schädlichkeit und die negativen Auswirkungen des Zigarettenrauchens.

91. Ist Alkoholkonsum nützlich oder schädlich für das Herz? «Allein die Dosis macht, dass ein Ding kein Gift ist», heißt es schon bei Paracelsus. Dass Alkohol in geringen Mengen nicht schadet und in größeren ein Gift auch für das Herz ist, ist Allgemeinwissen.

Weniger bekannt ist, dass Alkohol in Mengen zwischen 20 bis 50 g täglich sogar günstige Effekte auf Herz und Gefäße haben kann. Mögliche Mechanismen dieser «kardioprotektiven Wirkung» sind antiarteriosklerotische Wirkungen etwa durch Hemmung der Thrombozytenfunktion und Erhöhung des HDL-, des guten Cholesterins. Dagegen ist die Wirkung auf die Häufigkeit des Diabetes mellitus umstritten. Epidemiologisch konnte eine inverse Beziehung zwischen der Inzidenz der koronaren Herzkrankheit und dem täglichen Alkoholkonsum von bis zu 50 g pro Tag nachgewiesen werden, das heißt mit zunehmendem Alkoholkonsum eine abnehmende Häufigkeit der koronaren Herzkrankheit. Zwischen 50 und 100 g täglichem Alkoholkonsum bleibt diese Beziehung weitgehend unbeeinflusst, ab 100 g Alkoholkonsum täglich kommt es dagegen zu einer deutlichen Zunahme der Häufigkeit von koronarer Herzkrankheit, Herzschwäche und plötzlichem Herztod. Die niedrigste Sterblichkeit bei Koronarpatienten liegt bei einem täglichen Alkoholkonsum von 24 bis 27 g täglich. Das entspricht in etwa einer Flasche Bier oder einem Glas Wein. Diese kardioprotektive Wirkung ist insbesondere für Rot- und Weißwein gesichert.

Diesen günstigen Wirkungen des Alkohols stehen eindeutig schädliche gegenüber. Schon in geringen Mengen kann Alkoholkonsum bei entsprechend disponierten Patienten Herzrhythmusstörungen wie Extraschläge und Vorhofflimmern auslösen. Häufig kommt es zu Vorhofflimmerattacken nicht während des Alkoholkonsums, sondern in den Stunden danach (meist in den frühen Morgenstunden). Mit zunehmendem Alkoholkonsum nimmt die arrhythmogene Wirkung des Alkohols kontinuierlich zu. Sie wird überlagert von der blutdrucksteigernden Wirkung des Alkohols ab einer Dosis von etwa 80 g täglich. Durch die Blutdruckerhöhung nimmt das Risiko für Herzrhythmusstörungen, insbesondere von Vorhofflimmern, zu. Gleichzeitig wächst ab dieser Dosierung die Häufigkeit von Schlaganfällen.

Durch direkte toxische Effekte auf die Herzmuskelzellen kann ein täglicher Alkoholkonsum von über 80 g zu einer sogenannten alkoholtoxischen Kardiomyopathie führen. Bei dieser Herzschwäche nimmt die systolische Pumpfunktion des Herzens dramatisch ab. Ungeklärt bleibt die Frage, welche Patienten auf eine hohe Alkoholzufuhr mit einer Kardiomyopathie reagieren.

Fazit: Leichter bis mäßiger Alkoholkonsum kann die Inzidenz und Sterblichkeit der koronaren Herzkrankheit und der damit einhergehenden Komplikationen vermindern. Kein vernünftiger Arzt wird jedoch einem Patienten, der keinen Alkohol trinkt, diesen als Präventivmaßnahme empfehlen.

92. Welche Rolle spielt regelmäßige körperliche Aktivität bei Herzgesunden? Bewegungsmangel, körperliche Inaktivität und überwiegend sitzende Lebensweise sind eigenständige Risikofaktoren für eine ganze Reihe von Volkskrankheiten. Sie gehen mit einer verkürzten Lebenserwartung einher. Umgekehrt weiß man heute, dass regelmäßige moderate bis intensive körperliche Aktivität das Risiko für zahlreiche Erkrankungen vermindert.

Wo liegt hier das Minimum, wo das Maximum, wo das Optimum? Empfehlungen müssen natürlich das Lebensalter, den körperlichen Gesamtzustand und die Fitness berücksichtigen. Empfehlenswert ist körperliche Aktivität an 3 bis 5 Tagen pro Woche für jeweils etwa 30 bis 40 Minuten. Für den älteren Menschen bedeutet das beispielsweise einen täglichen Spaziergang mit flottem Gehschritt. Hierdurch kann das kardiovaskuläre Risiko um etwa 30 % gesenkt werden. Ein größerer Zeitaufwand – etwa das Zwei- bis Dreifache – reduziert das Risiko um weitere 5 bis 10 %. Durch eine größere Intensität der Aktivität lässt sich das kardiovaskuläre Risiko und die Gesamtsterblichkeit bis auf 40 % senken.

Die Selbstüberprüfung der körperlichen Aktivität durch Schrittzähler bzw. Apps hat sich im Alltag bewährt. So sprechen etwa 8000 bis 10 000 Schritte an einem Tag für eine ausreichende körperliche Aktivität. Gerade bei älteren Menschen sind zusätzliche Aktivitäten sinnvoll: regelmäßige Dehnungs- und Kraftübungen, am besten zunächst unter Anleitung eines Sportlehrers. Jüngere Menschen, sagen wir unterhalb des 70. Lebensjahres, fühlen sich durch eine derartige körperliche Aktivität nicht ausgelastet und verlangen – zu Recht – nach stärkerer körperlicher Belastung bzw. nach einem Trainingsprogramm.

Die erste Frage, die sich hier stellt, lautet, in welcher Sportart trainiert werden soll, Golf, Tennis oder Reiten sind häufig geäußerte Wünsche. Diese Sportarten sind jedoch für ein systematisches Trainingsprogramm ungeeignet. Sie sind allenfalls als zusätzliche sportliche Maßnahmen sinnvoll.

Sinnvoll, um das Herz-Kreislauf-System zu trainieren, sind Laufen, Joggen, Fahrradfahren, Schwimmen und Rudern. Die genannten Sportarten haben jeweils eigene Vor- und Nachteile. Die Vorliebe für eine dieser Sportarten sollte den Ausschlag für das Trainingsprogramm geben. Optimal ist ein Training drei- bis fünfmal pro Woche für jeweils 30 bis 40 Minuten mit steigender Trainingsintensität. Wichtiger als Spitzenbelastungen sind die Regelmäßigkeit und die deutlich unter dem Maximum liegende Ausdauerbelastung. Auch hier ist gerade für den Einstieg die Anleitung durch einen Sportlehrer sinnvoll.

93. Gibt es so etwas wie eine Herzdiät? Nein, eine Herzdiät gibt es nicht. Im weiteren Sinne meint man damit die sogenannte Mittelmeerküche (von manchen auch als Kreta-Diät bezeichnet). Hierzu gehören jede Art von Gemüsen und Salaten, Pasta, Reis oder Pellkartoffeln (keine Chips oder Fritten!), Hülsenfrüchte, Vollkornmüsli, Brot, frischer Fisch und Meeresfrüchte, Huhn und Lamm, Joghurt und Quark, Käse und Nüsse.

Um diese Küche auch in Deutschland populär zu machen, sind einige Zugeständnisse notwendig. Insofern spricht man von modifizierter Mittelmeerküche. Hauptbestandteil dieser Küche ist Gemüse, gefolgt von Kohlehydraten. Haupteiweißquelle sind Hülsenfrüchte, Fisch und Geflügel. Als Fett wird Olivenöl und Rapsöl verwandt, zum Würzen Kräuter und Knoblauch. Zusätzlich jeden Tag Obst.

In der originalen mediterranen Küche wird rotes Fleisch eher selten gegessen, etwa drei- bis viermal monatlich, dafür dann aber eine größere Portion. Da dies aber nicht den hiesigen Essgewohnheiten entspricht, empfiehlt sich, anstatt drei- bis viermal monatlich eine große Portion rotes Fleisch zu essen, die jeweiligen Portionen zu reduzieren. Außerdem sollten auch heimische Lebensmittel Berücksichtigung finden, etwa Kürbis, Weißkraut und Wirsing.

Dabei ist wichtig, dass man frische Produkte verwendet und nicht die industriell vorgefertigte Nahrung. In ihr ist häufig nicht mehr viel übrig von Vitaminen und Spurenelementen. Herstellungs- und Konservierungsprozesse vernichten in der Regel das, was besonders wertvoll ist. Zugesetzt wird oftmals minderwertiges Fett, viel Salz und oft auch viel Zucker.

Schädlich für das Herz sind ganz generell zu viele Kalorien und zu wenige Ballaststoffe. Zu den schädlichen Nahrungsgewohnheiten gehört auch ein Zuviel an Kochsalz und an tierischen Fetten. Zwei- bis maximal dreimaliger Fleischgenuss pro Woche ist völlig ausreichend. Meistens wird zu schnell und zu viel gegessen. Mittelmeerküche bedeutet nicht nur bestimmte Zutaten und die Art und Weise der Zubereitung, sondern auch, wie man miteinander kocht und isst. Die Mahlzeit sollte ein längerdauerndes geselliges Ereignis sein und nicht der raschen Nahrungszufuhr dienen.

Viel schwieriger ist die Vermeidung von Giftstoffen. Selbst sogenannte Bioprodukte sind nicht frei von Pestiziden und anderen Schadstoffen.

Was häufig vergessen wird: Besonders wichtig sind diese Empfehlungen für die Ernährung von Kindern und Jugendlichen. Die ungesunden Ernährungsgewohnheiten, die in dieser Zeit erlernt und geprägt werden, lassen sich im Verlauf des Lebens häufig kaum noch ablegen.

94. Wie wirkt die Mittelmeerküche? Die günstigen Wirkungen der Mittelmeerküche auf Häufigkeit und Verlauf der koronaren Herzkrankheit sind allgemein anerkannt. Dieser günstige Effekt wird u. a. auf die Hemmung oxydativer und entzündlicher Prozesse zurückgeführt.

Geradezu sensationell war die kürzlich publizierte Nachricht, dass die Mittelmeerküche auch den Alterungsprozess günstig beeinflussen soll. Bisher ging man davon aus, dass der Alterungsprozess durch andere Einflüsse als die Ernährung bestimmt wird: genetische Disposition, Umwelteinflüsse, kardiovaskuläre Risikofaktoren, körperliche Inaktivität und Genussgifte (Zigarettenrauchen!).

Wie kann die Mittelmeerküche dem Alterungsprozess entgegenwirken? Telomere schützen die Chromosomen, die Träger unseres Erbgutes, vor Veränderungen bei der Zellteilung. Bei jeder Zellteilung verkürzen sich die Telomere, so dass ihre Länge mit fortschreitender Alterung abnimmt. Die Länge der Telomere wird heute als Marker für den Alterungszustand angesehen. Längere Telomere sind mit einer längeren Lebenserwartung und einem geringeren Risiko für chronische Krankheiten verbunden.

In der «Nurses' Health Study» wurden 4700 Frauen ab 1980 in vierjährigen Abständen nach ihren Essensgewohnheiten befragt. Aus Blutproben wurde in weißen Blutkörperchen (Leukozyten) die Länge der Telomere bestimmt. Nachdem andere Einflussfaktoren, wie Alter, Rauchen, Bluthochdruck, Körpergewicht und weitere, berücksichtigt wurden, zeigte sich, dass die Frauen, deren Ernährung am meisten der Mittelmeerküche entsprach, deutlich längere Telomere aufwiesen. Die Telomere waren umso länger, je mehr die Frauen sich an die Mittelmeerküche hielten.

Die Forscher von der Harvard Medical School erklärten diese Ergebnisse damit, dass die Mittelmeerküche mit ihrem reichen Angebot an Früchten, Gemüsen, Vollkornprodukten, Hülsenfrüchten und Nüssen antioxydative und antientzündliche Effekte habe. Diese würden dem Alterungsprozess, der sich an der Länge der Telomere ablesen lasse, entgegenwirken.

Es handelt sich um die Ergebnisse einer sogenannten Kohorten-Studie, bei der es keine nach Zufallszuteilung nachverfolgte Kontrollgruppe gibt. Unbekannte, zusätzliche Einflussfaktoren könnten ebenfalls die Länge der Telomere beeinflussen. Daher kann man nicht mit letzter Sicherheit beweisen, dass die Länge der Telomere tatsächlich durch die Mittelmeerküche günstig beeinflusst wird. Bis heute muss daher der Effekt der Mittelmeerküche auf den Alterungsprozess als hocherwünscht, aber als letztlich nicht erwiesen angesehen werden. Immerhin bieten diese Forschungsergebnisse einen Hinweis darauf, wie eine sinnvolle Küche nicht nur das Auftreten von Herzkrankheiten vermindern, sondern auch den Alterungsprozess verlangsamen kann.

95. Schützen Vitaminpräparate vor Herz-Kreislauf-Erkrankungen? Viele Menschen erhoffen sich von Vitaminen wahre Wunder. Sie sollen die Häufigkeit von Krebserkrankungen senken und eine günstige Wirkung auf Herz-Kreislauf-Erkrankungen haben.

In den 1990er Jahren hat man die Provitamine Betacarotin, eine Vorstufe von Vitamin A, und Retinol eingehend untersucht. Entgegen den Erwartungen stieg – im Vergleich zu einer Kontrollgruppe – unter der Einnahme dieser Vitamine nicht nur die Lungenkrebshäufigkeit, sondern auch die von Herz-Kreislauf-Erkrankungen. Seit dieser Zeit ist die Beimischung von Carotinen und Retinol zur Nahrung und zu Arzneimitteln streng limitiert.

In der «Heart Protection Study», an der in einer mehr als fünfjährigen Verlaufsbeobachtung 20 000 Menschen teilnahmen, wurde die Wirkung einer Vitaminmischung von 600 mg Vitamin E, 250 mg Vitamin C und 20 mg Betacarotin im Vergleich zu einer Kontrollgruppe untersucht. Positive Effekte ließen sich in der mit der Vitamin-Kombination behandelten Gruppe weder bei Herz-Kreislauf-Krankheiten noch bei Krebserkrankungen nachweisen.

Eine Analyse von insgesamt 68 Studien zur Wirkung verschiedener Vitamine und des Spurenelements Selen bei über 230 000 Menschen gelangte zu dem Schluss, dass weder die Vitamine noch das Spurenelement Selen günstige Effekte auf Herz-Kreislauf- oder Krebserkrankungen haben. Auch in der Folgezeit kamen immer mehr Studien zu ähnlichen Ergebnissen. Derzeit gibt es also keinen Hinweis, dass Vitaminpräparate das Herz schützen. Die günstigen Wirkungen von Gemüse, Salat und Obst auf die Herzgesundheit lassen sich durch Vitaminpräparate nicht erzielen bzw. nicht imitieren.

Warum ist das vermutlich so? Die Aufnahme von Vitaminen in die Körperzellen ist um vieles besser, wenn es sich um natürliche Vitamine aus Obst, Gemüse, Vollkorngetreide und Pflanzenölen handelt. Unter diesen Bedingungen werden Vitamine mit Hilfe der sogenannten sekundären Pflanzenstoffe, z. B. Lycopine und Flavonoide, in die Zellen des Körpers aufgenommen. Dies ist nicht oder kaum der Fall, wenn die Vitamine als Tabletten oder Pulver verabreicht werden.

Fazit: Die Einnahme von Vitaminpräparaten zum vermeintlichen Schutz vor Herz-Kreislauf-Erkrankungen ist sinnlos. Die Einnahme von Vitaminen ist nur dann indiziert, wenn ein Mangel vermutet oder nachgewiesen wird. Am besten führt man Vitamine mit der normalen frischen Nahrung zu.

96. Sind Sensoren und Apps zur Herzüberwachung zu empfehlen? Ja, sie sind zu empfehlen, aber nicht für jeden und unter allen Umständen.

Warum nicht uneingeschränkt für alle? Diese Techniken können bei unsachgemäßer Anwendung zu fehlerhaften Diagnosen und Therapien sowie zur Verängstigung des Patienten durch Fehlalarm führen. Die Anwendung der Technik zur Erfassung der Schrittzahl, als Marker der körperlichen Aktivität, ist heutzutage unbestritten und etabliert. Mit diesem Verfahren können Menschen ihre tägliche Aktivität erfassen. Für die Mehrzahl der Menschen haben die täglichen Messergebnisse motivierenden Einfluss, sich körperlich fit zu halten.

Ebenfalls schon seit vielen Jahren kann der Patient mit einer kleinen Checkkarte über fixe EKG-Elektroden sein EKG von der Brustwand ableiten und speichern. Die Speicherkapazität liegt heute bei mehreren Stunden. Das EKG kann dann direkt an ein EKG-Auswertezentrum oder an den behandelnden Arzt überspielt werden. Dieses EKG erlaubt Aussagen zum Herzrhythmus, aber nicht darüber, ob beispielsweise eine Durchblutungsstörung des Herzens vorliegt. Hierzu ist die Ableitung eines vollständigen EKGs notwendig.

In der EKG-Ableitung durch den Patienten haben die letzten Jahre wesentliche Fortschritte gebracht: zum einen die Ableitung des EKGs von den Fingerspitzen, zum anderen die automatische Rhythmusanalyse des EKGs über eine im Smartphone etablierte App. Aber Vorsicht: Auch mit dieser Technik lassen sich Durchblutungsstörungen des Herzens in aller Regel nicht zuverlässig erfassen.

Durch die Software der App wird der Herzrhythmus analysiert nach Sinusrhythmus, Rhythmusstörungen wie z. B. Vorhofflimmern oder als nicht analysierbares EKG. Außerdem kann das in der App gespeicherte EKG via Mail an den behandelnden Arzt weitergeleitet werden.

Über die Sensoren an der Fingerspitze lassen sich auch die Herzfrequenz und die Herzfrequenzvariabilität registrieren. Weniger zuverlässig ist dagegen die Erfassung der Sauerstoffsättigung. Gemessen wird hier mit Licht und einem Fotodetektor. Die Messung ist störanfällig, etwa bei kalten Händen. Fehlmessungen lösen falschen Alarm aus und können zur Verängstigung des Patienten führen.

Noch in den Kinderschuhen steckt die Technik der kontinuierlichen Blutdruckmessung. Obwohl sie grundsätzlich funktioniert, ist sie im Alltagseinsatz so fehlerhaft, dass der Blutdruck so nicht zuverlässig erfasst werden kann. Trotzdem werden diese Technologien in den USA im großen Stil verkauft.

Ein Herz und eine Seele

97. Herz und Seele – wer macht wen krank? Herzkrankheiten erleben Menschen unmittelbarer und bedrohlicher als Erkrankungen anderer Organe. Warum ist das so? Es hat mit der Sonderstellung des Herzens unter den Organen zu tun. Kein Organ spiegelt unsere seelischen Befindlichkeiten wie Angst, Freude und Aufregung so wieder wie das Herz. Kein Organ lässt uns den Übergang zwischen Leben und Tod so handgreiflich deutlich werden. Steht das Herz still, sind wir in 10 bis 15 Sekunden bewusstlos und – ohne Wiederbelebung – in 10 bis 15 Minuten unwiederbringlich tot. Diese Todesdrohung ist in unserem Kopf gleichsam allgegenwärtig. Sie schlägt sich auch in unserer Seele nieder. Entsprechend werden Herzbeschwerden von den meisten Patienten intensiver und bedrohlicher empfunden als die anderer Organe.

Andererseits können Herzkrankheiten, insbesondere wenn sie chronisch verlaufen, schwere seelische Beeinträchtigungen und sogar seelische Krankheiten nach sich ziehen. Warum denken Menschen nicht darüber nach, dass ihre Herzbeschwerden auch eine seelische Ursache haben könnten? Mit seelischen Problemen als Ursache ihrer Herzbeschwerden tun sich die meisten Menschen schwer. «Herr Doktor, ich bin doch richtig herzkrank, oder meinen Sie, bei mir stimmt's auch im Kopf nicht?» Nur vorsichtig kann der Arzt gegenüber dem Patienten die Vermutung äußern, die Herzbeschwerden seien möglicherweise seelisch bedingt. Aber auch Ärzte vergessen diese Zusammenhänge häufig. Dies alles zeigt, wie wenig beide – Ärzte und Patienten – an die enge Wechselbeziehung zwischen Herz und Seele denken und wie wenig dieser Beziehung in Diagnostik und Therapie Rechnung tragen wird. Das ist umso erstaunlicher, als diese Beziehung so selbstverständlich ist. Wir erleben es doch jeden Tag, wie sehr uns Angst und Sorge aufs «Herz schlagen» und wie sehr allein schon eine vermutete Herzkrankheit Furcht und Schrecken auslöst.

Wenn diese Wechselbeziehung auch noch so komplex ist, wir müssen Herz und Seele als ein Ganzes sehen und dieser Wechselbeziehung auch im ärztlichen Alltag Rechnung tragen. Erst so nimmt der Arzt den Kranken als Wesen mit Körper *und* Seele wahr. Dieser ganzheitliche Ansatz ist alles andere als neu, bedarf aber dringlich einer Übersetzung in den heutigen medizinischen Alltag.

98. Gibt es Herzbeschwerden ohne Herzkrankheit? «Meine Herzbeschwerden müssen doch eine Ursache haben! Wie kann mein Herz gesund sein, wenn ich solche Beschwerden habe?» – Ganz unrecht hat der Patient nicht. Früher hat man solchen Patienten erklärt: «Ihr Herz ist gesund. Sie können Ihre Beschwerden vergessen.» Aber so einfach ist die Sache nicht. Das Herz mag bei allen Untersuchungen organisch gesund sein. Trotzdem kann der Patient «herzkrank» sein, häufig sind die Beschwerden dann seelisch bedingt.

Dabei lassen sich folgende Patientengruppen unterscheiden:

- Patienten, die ihr Herz vermehrt wahrnehmen: Herzklopfen, Herzstolpern, rascher Herzschlag, Extraschläge. Es handelt sich zumeist um körperlich und seelisch Herzgesunde, deren Fixierung auf ihre Herztätigkeit nicht selten durch falsch verstandene ärztliche Bemühungen und Ratschläge mitbedingt ist, häufig auch durch Informationen aus dem Internet. Diesen Patienten kann der Kardiologe durch ein klärendes Gespräch helfen und die Beschwerden zumindest lindern.
- Patienten, die sich auf an sich harmlose Varianten in ihrer Herztätigkeit – meist Rhythmusstörungen – fixiert haben. In ihrem Alltag spielen diese eine große Rolle. Die Patienten haben Sorge, es handele sich um eine schwerwiegende Herzkrankheit oder sie seien durch einen vorzeitigen Tod bedroht. Diese Patienten suchen geradezu nach krankhaften Herzbefunden, die sie zu ihrem Lebensinhalt machen. Aus ärztlicher Sicht ist es problematisch, diesen Patienten die Sorge nehmen zu wollen, indem man ihre Beschwerden als harmlose Varianten normaler Herztätigkeit erklärt. Denn dadurch werden ihre eigentlich seelischen Beschwerden somatisiert. Diese Patienten bedürfen psychotherapeutischer Hilfe.
- Patienten, die ihr Angstgefühl auf das Herz projizieren. Dieses Angstgefühl kann kontinuierlich vorhanden sein, meist kommt es jedoch in Wellenbewegungen oder anfallsartig. Eine der besonderen Formen dieser Herzangst sind Panikattacken. Es handelt sich hier primär um eine psychische Erkrankung, deren Zielorgan das Herz ist. Im Vordergrund steht die Angst vor einem Herzinfarkt oder plötzlichen Herztod. Häufig ängstigen sich diese Patienten auch davor, das Herz könne plötzlich stehen bleiben. Beschwichti-

gende und gut gemeinte Worte des Kardiologen nutzen bei diesen Patienten nichts. Ungünstig für den Verlauf sind wiederholte diagnostische Maßnahmen. Auch diese Patienten gehören in die Hand eines geübten Psychotherapeuten, der durch eine sprechende und medikamentöse Therapie diese Form der psychischen Herzkrankheit in den Griff bekommen kann.

99. Gibt es Herzkrankheiten ohne Herzbeschwerden? «Herr Doktor, Sie wollen doch nicht sagen, dass ich herzkrank bin. Mir geht es gut, ich habe doch gar keine Probleme.» – Tatsächlich, es ist durchaus möglich, dass ein Patient herzkrank ist, ohne es zu merken. So verlaufen die frühen Stadien vieler Herzkrankheiten ohne Symptome.

Und trotz fehlender Beschwerden können sie sogar lebensbedrohlich sein. Hierfür ein Beispiel: Ein 28-jähriger Mann macht einen hochfieberhaften Infekt der oberen Atemwege durch. Nach Abklingen des Virusinfektes fühlt er sich gut und wieder voll leistungsfähig. Vor Wiederaufnahme seines Trainings als Fußballprofi unterzieht er sich auf Weisung seines Vereinsarztes einer echokardiographischen Kontrolluntersuchung. Während früher die Auswurfleistung der linken Herzkammer immer normal war, ist diese jetzt massiv vermindert. Die Verdachtsdiagnose: Herzbeteiligung im Rahmen des vorangegangenen Virusinfektes der oberen Atemwege, demnach also eine Virusmyokarditis. Es ist bekannt, dass es unter diesen Umständen beim Leistungssport zu tödlichen Rhythmusstörungen kommen kann. Dieser Patient hatte keinerlei Herzbeschwerden.

Noch häufiger kommt es vor, dass Patienten ihre Beschwerden missdeuten. Diese werden dann auf Speiseröhre, Luftröhre, Magen, Bronchien oder Wirbelsäule zurückgeführt. Manchmal ist es schwierig, den Patienten davon zu überzeugen, dass seine Vorstellungen unzutreffend sind.

In den eigenen Augen kardial beschwerdefrei sind nicht selten auch hochbetagte Patienten mit einer bedeutsamen Aortenklappeneinengung. Sie haben auch bei eingehender Befragung keine Beschwerden. Wie ist das zu erklären?

Um die Beschwerden zu vermeiden, schränken sich diese Patienten von selbst in ihrer körperlichen Belastung – bewusst und unbewusst – so ein, dass belastungsabhängige Beschwerden vermieden werden. Meist führen die Patienten diesen Zustand auf ihr hohes

Lebensalter zurück. Nach einem Herzklappenersatz sind sie wieder deutlich belastbarer als vor der Operation. Dies weist auf den Mechanismus der Vermeidung von Herzbeschwerden vor dem Eingriff hin.

Manche Patienten äußern ihre Beschwerden nicht spontan. Häufig sind es betagte Patienten, die multiple Beschwerden auch an anderen Organen haben und daher ihr Gesamtbeschwerdebild auf ihr Lebensalter zurückführen. Die Herzbeschwerden dieser Patienten kann man nur erfassen, wenn man gezielt danach fragt. Ähnliches gilt auch für Frauen mit koronarer Herzkrankheit.

Nicht zu vergessen sind die Patienten, die prinzipiell alle Beschwerden verneinen – nach dem Motto, das nicht sein kann, was nicht sein darf. Ein Motiv für dieses Verhalten liegt in der Persönlichkeit dieser Menschen: Beschwerden oder Symptome einer Krankheit werden als Ausdruck der Schwäche und Hilfsbedürftigkeit gewertet. Auf keinen Fall möchte man von ärztlicher Hilfe abhängig sein.

100. Ist das Herz unsterblich? Die meisten von uns hegen keinen Zweifel daran, sterben zu müssen, ohne dass vom Körper dauerhaft etwas erhalten bleibt. Dies war nicht immer so. Entsprechend haben Eliten danach getrachtet, als Person, als Ganzes oder zumindest in für wichtig gehaltenen Organen die Zeiten zu überdauern. Dass es sich dabei vorwiegend um das Herz gehandelt hat, überrascht nicht, wenn man die herausragende Stellung dieses Organs bedenkt.

Bereits im alten Ägypten und dann später im Mittelalter verkörperte das Herz Gefühl, Vernunft, Liebe, Willen und Begehren. Die größte Bedeutung gewann das Herz im Werk des Kirchenlehrers Augustinus (354 bis 430 n. Chr.): Im Herzen wohnt der Mensch in seiner Individualität und seiner unverwechselbaren Persönlichkeit. Von diesem augustinischen Herzbegriff führt ein direkter Weg zur Herzverehrung in der höfischen Kultur und der Herz-Jesu-Verehrung im ausgehenden Mittelalter.

Die besondere Bedeutung des Herzens bei den Ägyptern spiegelte sich im Ritual der Einbalsamierung wider. Es war die Vorbereitung für ein ewiges Leben und eine leibliche Wiederauferstehung. Bei der Obduktion – vor der Einbalsamierung – wurden die Organe entnommen, konserviert und in Behältern (Kanopen) aufbewahrt. Beim Totengericht musste das Herz sich als Zeuge des Lebens des Verstorbenen einer symbolischen Wägung unterziehen. Nur das als nicht zu leicht befundene Herz war gemeinsam mit seinem Träger unsterblich. Vieles spricht dafür, dass der Totenkult der Ägypter Vorläufer der im christlichen Mittelalter praktizierten postmortalen Behandlung hochgestellter Personen war.

Der Brauch, sein Herz wie Richard Löwenherz (gestorben 1199) getrennt vom übrigen Leib beisetzen zu lassen, hielt sich im englischen Adel bis ins 20. Jahrhundert. Die meisten Herzen wurden in Westminster Abbey beigesetzt, fanden dort in der Regel im selben Grab und unter derselben Grabplatte Platz wie der übrige Leichnam. Die Habsburger folgten dagegen der Tradition der Dreiteilung des Leichnams. Dabei fand der Körper in der Regel in Wien in der Kapuzinergruft seine Ruhe. Die Eingeweide wurden in der «Capella Regis» im Stephansdom und die Herzen in der «Marta Lauretana» in der Loretokapelle der Augustinerkirche bestattet. In Frankreich hat sich die Tradition der separaten Herzbestattung über die Französische Revolution hinaus gehalten. Im Panthéon in Paris ruhen auch die Herzen verdienter Bürger und bedeutender Persönlichkeiten.

So menschlich und nachvollziehbar dieser Totenkult auch ist, so wenig hat er mit dem christlichen Glauben zu tun. Eher handelt es sich um die Verewigung eines Organmysteriums, in dem der Ursprung der menschlichen Lebenskraft gesehen wird. Diese Verewigung zielt nicht auf den Menschen als Geschöpf Gottes, sondern auf die symbolische Fortsetzung seiner diesseitigen Existenz für alle Zeiten.

101. Ist Musik ein Heilmittel bei Herzerkrankungen? Es ist noch nicht lange her, da glaubte man, dass die aktive und passive Beschäftigung mit Musik den Menschen intelligenter mache. Neuere wissenschaftliche Daten können dies nicht bestätigen. Man fand vielmehr heraus, dass klassische Musik stimmungsaufhellend und damit indirekt günstig auf intellektuelle Leistungen wirken kann.

Viele Leser werden einen anderen Effekt von Musik an sich beobachtet haben: Musikstücke, die sie besonders berühren, können eine «Gänsehaut» erzeugen. Im Einzelfall kann man die Tränen nicht unterdrücken. Meist handelt es sich dabei um Musik, die man schon häufig gehört hat. Doch was den einen tief berührt, lässt den anderen völlig kalt.

Sowohl das durch Musik ausgelöste Glücksgefühl als auch das «Gänsehautgefühl» sprechen für einen unmittelbaren Zugriff der Musik auf unser Gefühlsleben, anders als etwa bei bildender Kunst und Architektur. Musik hat eine andere, häufig schwer unterdrückbare Wirkung: Sie stimuliert motorische Gehirnzentren zur Bewegung des Körpers im Takt. Manche Musikhörer bewegen wie unter Zwang zur Musik ihre Hände, dirigieren oder tanzen mit. Das kann heilsam für die Seele sein.

Musik selbst kann aber auch das rauschhafte Erlebnis und die Ekstase darstellen, etwa in Isoldes Liebestod in Wagners Oper «Tristan und Isolde». Sprache und Musik steigern sich bis an die Grenze des noch Erträglichen. Der Zuhörer wird in diesen Emotionsstrudel mit hineingerissen. Diese Wirkungen der Musik lassen sich zur Therapie ängstlicher und depressiver Patienten nutzen. Günstige Effekte von Musik werden auch bei dementen und aggressiven Patienten erzielt.

Die bei weitem heilsamste Wirkung hat Musik, wenn man sie selbst ausübt, etwa durch Mitsingen in einem Chor. Offensichtlich steigert das Gefühl der Gemeinsamkeit mit den anderen Choristen das Wohlbefinden zusätzlich.

Ebenso bewegend für die Seele kann das Spielen eines Instrumentes sein. Man legt seine Emotionen in den Klang der Musik und spielt sich so seine Probleme förmlich von der Seele. Offensichtlich wirken sich auch die hohen Anforderungen, die das Spielen eines Instrumentes stellt, eher beglückend als belastend für die Seele aus. Wahrscheinlich ist es der Gleichklang von Emotion, Denken und Fühlen bei gleichzeitiger Kontrolle des erzeugten Klanges, der unserer Seele so gut tut.

Musik ist jedoch nicht nur Heilmittel für die Seele, sondern auch für den Körper. Erfolge der Musiktherapie sind in der Intensivmedizin und Schmerztherapie, aber auch bei der Behandlung von Demenzerkrankungen nachgewiesen. Besonders eindrucksvoll sind die Wirkungen auf das Herz-Kreislauf-System. Über die Beeinflussung des autonomen Nervensystems kommt es zu einer Senkung des Blutdrucks und im Einzelfall auch der Herzfrequenz. Natürlich unterliegt jede Musik individuellen Vorlieben. Deshalb ist nicht vorherzusehen, welche Musik im Einzelfall hilft. Bei der Mehrheit der Patienten wirkt sich die Musik von Johann Sebastian Bach und von italienischen Barockkomponisten, aber auch von Georg Friedrich Händel günstig auf das Herz-Kreislauf-System aus. Ebenso sind rhythmische Gymnastik, Bewegungstherapie und Tanz feste Bestandteile auch der kardialen Rehabilitation.

Bildnachweis

Abbildung 1: © Peter Palm, Berlin
Abbildung 2: © Peter Palm, Berlin
Abbildung 3: Deutsche Herzstiftung/Jan Neuffer
Abbildung 4: Deutsche Herzstiftung/Jan Neuffer
Abbildung 5: Deutsche Herzstiftung/Jan Neuffer
Abbildung 6: © Peter Palm, Berlin
Abbildung 7: Deutsche Herzstiftung/medicalARTWORK

Register

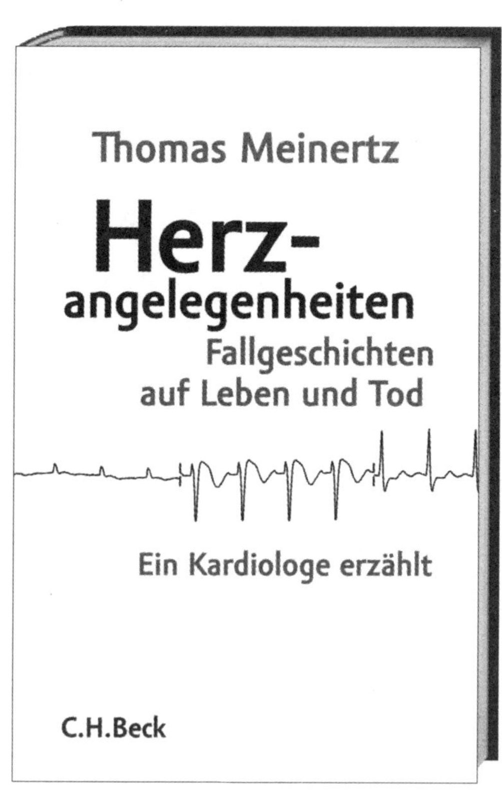

222 Seiten mit 2 Schaubildern. Gebunden
ISBN 978-3-406-64067-4

Thomas Meinertz ist Kardiologe und war Chefarzt an der Hamburger Universitätsklinik. In den 20 authentischen Geschichten dieses Buches erzählt er von seinen dramatischsten und ungewöhnlichsten Begegnungen mit Patienten – so einfühlsam wie schnörkellos und gerade deswegen mit großer Intensität.